"十四五"国家重点出版物出版规划项目

叶氏录验方

精选海外珍稀中医方书十种校释

张志斌 郑金生 / 总主编

[宋] 叶大廉 / 类编

张志斌 郑金生 / 校释

上海科学技术出版社

图书在版编目（CIP）数据

叶氏录验方 /（宋）叶大廉类编 ; 张志斌, 郑金生校释. -- 上海 : 上海科学技术出版社, 2025.7.
（精选海外珍稀中医方书十种校释 / 张志斌, 郑金生总主编）. -- ISBN 978-7-5478-7196-6

Ⅰ. R289.344

中国国家版本馆CIP数据核字第2025G2H120号

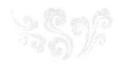

叶氏录验方

[宋] 叶大廉　类编　张志斌　郑金生　校释

上海世纪出版（集团）有限公司
上海 科 学 技 术 出 版 社　出版、发行
（上海市闵行区号景路159弄A座9F-10F）
邮政编码 201101　www.sstp.cn
徐州绪权印刷有限公司印刷
开本 787×1092　1/16　印张 12.75
字数 168 千字
2025 年 7 月第 1 版　2025 年 7 月第 1 次印刷
ISBN 978-7-5478-7196-6/R·3294
定价: 118.00 元

本书如有缺页、错装或坏损等严重质量问题，请向印刷厂联系调换

内容提要

本书成书于南宋孝宗赵昚熙淳十三（1186）年，作者叶大廉。全书分上、中、下3卷，列17门，包括名方540首（其中包括汤方18首、香方14首），附方11首。另在最后一门"备急诸方"中列61条，均为无名方，每条并不限于一方，为应急简便方。

本书以诸病为纲，统领诸方。诸病次第如下：上卷为诸风、伤寒、气；卷中为补益、癇冷、积热、痰饮咳嗽、泄痢、妇人；卷下为小儿、杂病、眼目、咽喉口齿、疮肿伤折等。书末仿《和剂局方》，载"汤方""香谱"，又列"备急诸方"。全书虽仅三卷，然收方则不少。该书不同于其他方书之处，在于多注明方剂来源，并或载有相关所治医案。

本书可供中医临床工作者、中医文献研究者以及中医爱好者参考阅读。

丛书前言

《精选海外珍稀中医方书十种校释》收集海外回归的珍稀中医方书十种,作为十册单行本。

一、丛书中医方书的一般文献状况

中医在古代世界医林中一度走在前列,故其书籍曾不断流传海外,尤其对周边汉字文化圈的国家产生了巨大影响。在古医籍流传过程中,某些书种或版本在国内业已失传,却还留存海外。海外中医古籍回归之事始于清代末年,日本所藏中医古籍首次成批回归故国。清末及随后的数十年间,列强入侵,军阀混战,给中国人民带来深重的灾难,回归工作也陷入停顿。直至20世纪90年代初,改革开放为抢救回归海外遗存中医古籍创造了条件。大批量的海外中医珍善本古籍回归项目,正式启动于1996年,此后的20年中,在政府与各级领导的关怀支持下,不断获得各项基金资助。在课题组长郑金生教授的带领下,课题组的文献学学者自日本、欧美等多个国家共回归中医古籍600余种。曾于2017年由中华书局出版了大型影印丛书,共收子书427种,厘为403册。影响很大,也很好。但是,此套丛书篇幅过大,一般只适合图书馆或相关单位集体收藏,而不适于中医药工作者及爱好者个人收藏、阅读与使用。

这些回归的中医古籍中,最为精彩的部分就是医方书,其中又以宋代医方书最为光彩夺目。医方书是对中医临床最具有参考指导意义的一个部分,也最适合中医学生及临床医生阅读参考。出于这样的考虑,由上海科学技术出版社提出创意，经两位主编反复商讨，几经改动，最后确定在海外回归的中医方书中选择了十种医方书，整理校释，形成本套丛书。其中九种为宋金方书，一种为明代方书。

宋代方书中有国内失传黎民寿《黎居士简易方论》、刘信甫《活人事证方》《活人事证方后集》、郭坦《十便良方》等。这些方书中的许多名方曾被后世引用，但书却亡佚。如《十便良方》是南宋著名的方书。作者郭坦，病废二十年。他以折肱之亲历，编成此书。可惜的是该书40卷，现仅有两种残本存世，一藏中国（10卷），一藏日本（31卷）。今本套丛书将复制回归的日本藏本予以影印，与国内藏本互补，除去重复，可得37卷，距凑成完璧仅差3卷。南宋著名医家许叔微的《类证普济本事方》也有前后两集。其《后集》国内虽也存个别清刊及和刻本，但均质次卷残。本套丛书收入了该书的日藏南宋刊本全帙，使读者能一睹许叔微《本事方》全貌。此外，宋版《杨氏家藏方》（杨倓）、据宋版抄录的《叶氏录验方》（叶大廉）等多种珍稀宋代方书均收入了本套丛书。明代方书《医学指南捷径六书》现存7个或各有残缺或各有脱误的版本，则更是散在国内外六个不同的图书馆，历经辛难才收集完善。

二、丛书所收方书的共同特点

1. 方剂的来源广泛 丛书中既有引用宋及宋以前的著名医方书所载方子，还有更多来自家传或自制、名医所传，以及民间走方郎中或僧道人等，甚或是民间百姓所用之专治某病的验方。正因为宋代方书存有大量方剂来自各种此前未见记录的各方人士的经验，既实用，又稀见，其方就显得弥足珍贵。如《类证普济本事方》中的"宁志膏""七珍散"均属于自制方，前方方后注云："予族弟妇，缘兵火失心，制此方与之，服二十粒愈。亲识多传去，服之皆验。"后方方后注云："予制此方，温平不热，每有伤寒、疟疾、中暑，得差之后，用此以调脾胃，日三四服，十日外，饮食倍常。"其"惊气圆"则属家传者，方后注云："此予家秘方也。戊申年，军中一人犯法，褫衣将受刃，得释，神失如痴。予与一粒，服讫而寐，及觉，病已失矣。"

又如《叶氏录验方》所记录的有名方，大多注明方剂来源，来自有姓名或职务者近百人，每人或仅一二方。地点涉及江东、江南、绍兴、衢州、明州、池州、建州、舒州、南阳、四明、沙河等地。来自同僚官员者，大多以职务相称，如魏丞相、颜侍郎、秦侍郎、徐侍郎、李侍郎、江谏议、任少卿、赵少卿、范知府、叶知县、沈给事、仇防御、牛主簿、边学谕等；来自为医者，大多以"医"相称，如许尧臣、医官王康、医官杜壬、王医师、柴医、于医、小石医、河塘余医、高医等；来自释道人士者，如衢州医僧慧满、孙道士、江南龙瑞长老、江道人、罗汉长老、黄衣道士、紫微山道士吕玄光等；来自民间医生者，叶氏称之为"郎中"，如绍兴王郎中、刘郎中、池州王郎中、舒州列郎中、郎中于革、于郎中、高郎中、蔡郎中、明州黄郎中、柴郎中、包郎中、张郎中等。

《黎居士简易方论》中也记载有：李参政银白散、姜侍郎乌龙丹、刘侍郎治耳顺方、郭都处萋连圆、方魏将使青娥圆、高太尉感应圆、张武经大明圆、石大夫思食大人参圆、外公蔡医传秘方冲和散、王医师方固荣散、外舅蔡医传秘方九宝饮子、钱大师黄连汤、蔡医传方丁公明治耳聋等署有传人职务姓名称谓的方剂。

2. 重视丸散等成方的使用 但是，这显然并非一般所理解的成药——一药治多病，宋代方书非常考究用"圆""散""丹"的用法，除了常用的米饮、温酒、薄醋、淡盐水、枣汤等之外，常会根据不同的病种及病情，对服用法提出特殊的要求。正是服用方法的不同，可为多病多用，多证多用。

如《黎居士简易方论》中治疗风证的大通圆，方后服药法说：

卒中不语，口眼㖞斜，左瘫右痪，煨葱酒下。伤风头疼，夹脑风，生葱茶下。四肢、头面虚肿，炒豆淋酒下。风热肿痛，生姜薄荷汁同调酒，送下。胸膈痰实，眩晕昏闷，腊茶清下。浑身瘾疹，蜜汤下。下脏风攻，耳内蝉鸣，煨猪腰子细嚼，温酒送下。腰疼腿痛，乳香酒下。风毒攻眼，冷泪昏暗，菊花茶下。干湿脚气，木瓜酒下。妇人血气攻刺，当归酒下。血风疼痛，醋汤下。

又如《叶氏录验方》中的"积药麝香圆"，方后附了28种不同加减治疗不同的病症：

男子劳疾，猪胆酒下；女人膈血，桂心酒下；翻胃，随食下；冷痃癖气，姜汤下；腰膝疼，醋汤下；咳嗽，皂角汤下；下元冷秘，汉椒汤下；血块，京三棱酒下；女人四季宣转，醋汤下；死胎在腹，桂末一钱，水银少许，热酒调下；小儿惊风，干蝎汤下；十般水肿，大麦同甘遂汤下；寒疟，大蒜汤下；风气痔疾，炒黑豆淋汁下；霍乱，井花水下；寸白虫，芜荑汤下；蛊毒，糯米同羊乳酒下；肌肤燥痒，荆芥汤下；中风口眼㖞斜，羊骨煎酒下；脾中冷积，干姜汤下；四季宣导，冷茶清下；顽麻风，童子小便和酒下；阳毒伤寒，麻黄煎汤下；阴毒伤寒，暖酒下；心痛，木瓜酒下；打扑，蟹酒下；大便不通，冷茶下；久痢，甘草汤下；女人血气，艾醋汤下；产后诸疾，热酒下；一切疮肿，黄耆汤下；小儿疳气，黄连汤下；小肠气，炒茴香汤下；血气潮热，当归酒下。

《魏氏家藏方》的"加减大橘皮煎圆"，其方后服药法则根据所出现的不同见证，采用不同的服药法：

饮食减少，用丁香、附子煎汤下；胸膈不快，丁香、茯苓、干姜、白术、甘草煎汤下；大便作泻，豆蔻、附子煎汤下；心气不足，睡卧不寐，茯苓、附子煎汤下；受寒邪，姜、附煎汤下；小便多，茴香、盐、附煎汤下；虚冷腹疼，茱萸、附子煎汤下；大便泻血，缩砂、附子煎汤下；口吐涎沫，津液稠黏，痰饮恶心，川乌、附子、南星煎汤下。

3. 讲究方剂中药物的炮制　如《叶氏录验方》所载的方剂，都十分讲究所用药物的炮制方法。虽然，在书前并无关药物炮制的总论，但在正文中，几乎在每一味药后面都会不厌其烦地加上炮制方法。比如，具有补益作用的"双芝圆"，药后的炮制方法，以及药丸的制作方法，均非常讲究。

熟地黄 壹两半，酒浸壹宿，再蒸伍柒次，火焙　麦门冬 去心，汤浸壹宿[1]，焙干　鹿茸 肆两，切作片子，酥炙黄　鹿角胶 半斤，切成块，慢火用麦麸炒成珠子　覆盆子 去枝杖，净者秤贰两，火焙干　肉苁蓉 酒浸，贰两半，细切，火焙干　五味子 去枝梗，净者秤贰两半，火焙干　天麻 贰两半，细切，火焙干　黄耆 陆两，蜜涂炙黄色，单碾细，取粉肆两，入众药　山茱萸 贰两半，细切，火焙干　干山药 贰两半，细切，火焙干　秦艽 去芦头，壹两半，细切，火焙干　人参 去芦头，贰两半，细切，火焙干　槟榔 贰两，湿纸裹，慢火内煨熟，去纸，细切　沉香 壹两，细剉，末，入众药末　麝香 半两，别研细，入众药

右件同一处为细末，后入麝香拌匀，醇酒一半，白蜜一半，煮面糊为圆如梧桐子大，文武火焙干，候冷，于磁器内收贮，不得犯铁器。每服伍拾圆，加至陆拾、柒拾圆，空心温米饮下。

书中的药物经常通过不同的炮制方法，使功效得到更加合理的应用或毒性得到更为有效的控制。如赚气圆，主治小儿腹胀如鼓，气急满闷。方用萝卜子、木香组成。其中，萝卜子用巴豆一分拍破，同炒黑色，去巴豆不用，只用萝卜子，以增强萝卜子消积除胀之力，又不至于像直接使用巴豆那样下泄作用猛烈。

如《类证普济本事方》在卷前专设《治药制度总例》一篇，记载了多种常用药物的炮制方法。如：

菟丝子：酒浸，曝，焙干，用纸条子同碾，即便为末。

半夏：沸汤浸，至温洗去滑，换汤洗七遍，薄切，焙。

乳香：挂窗孔中风干，研，或用人指甲研，或以乳钵坐水盆中研。

天雄、附子：灰火炮裂，去皮、脐用。

4. 方剂都比较简单实用　虽然这些方书也有炮制讲究的大方、复方，但更有大量简单易行的小方、单方。如郭坦的《十便良方》在每一病类之下，还有一种特有的分类，即分作三种：单方、简要方、群方。郭氏最为重视的是单方，其次为简要方，最后才是群方。其书明确

---

[1] 去心汤浸壹宿：原作"汤浸去心壹宿"，据本书其他方剂麦门冬炮制法乙正。

规定："自一件至两件谓之'单方'，居前；自三件至五件谓之'简要方'，居中；自六件至十件或十一二件谓之'群方'，居后。"也就是说，这三种方根据药物数加以区分，越是简单的方，越是放在最前面，以便采纳运用。

这些方书中常常会附出治疗验案来验证方子的效应。如《类证普济本事方》中记载了拒风丹，由川芎、防风、天麻、甘草、细辛、荜茇六味药组成，"治一切风"。方后许氏记录了两个医案，他回忆了丧母之痛，并与一位宗人得治进行对照，以说明此方的作用与效应。

世言气中者，虽不见于方书，然暴喜伤阳，暴怒伤阴，忧愁不意，气多厥逆，往往多得此疾。便觉涎潮昏塞，牙关紧急。若概作中风候，用药非止不相当，多致杀人。元祐庚午母氏亲遭此祸，至今饮恨。母氏平时食素，气血羸弱，因先子捐馆忧恼，忽一日气厥，牙噤涎潮。有一里医便作中风，以大通圆三粒下之。大下数行，一夕而去。予常痛恨，每见此症，急化苏合香圆四五粒，灌之便醒，然后随其虚实寒热而调治之，无不愈者。《经》云：无故而喑，脉不至，不治自已。谓气暴逆也，气复则已。审如是，虽不服药亦可。范子默记崇宁中，凡两中风，始则口眼㖞斜，次则涎潮闭塞，左右共灸十二穴，得气通。十二穴者，谓听会、颊车、地仓、百会、肩髃、曲池、风市、足三里、绝骨、发际、大椎、风池也。依而用之，无不立效。

元符中，一宗人得疾，逾年不差。谒医于王思和绎。思和具脉状，云：病因惊恐，肝藏为邪，邪来乘阳明之经，即胃是也。邪盛不畏胜我者，又来乘肺，肺缘久病气弱全无德，受肝凌侮。其病时复头眩，瘈疭搐搦，心胞伏涎。久之，则害脾气。要当平肝气使归经，则脾不受克。脾为中州土，主四肢一体之事，脾气正则土生金，金旺则肺安矣。今疾欲作时，觉气上冲者，是肝侮肺，肺不受侮，故有此上冲。肝胜则复受金克，故搐搦也。以热药治之，则风愈甚；以冷药治之，则气已虚。肺属金，金为清化，便觉藏府不调，今用中和温药，抑肝补脾，渐可安愈。今心忪，非心忪也，胃之大络，名曰建里，络胸鬲及两乳间，虚而有瘀则动。更须时发一阵热者,是其候也。服下三方,一月而愈。

5. 具有重要的文献价值,记载了稀有的宋代文献资料,更为宝贵的是还存有现今已佚的医书 本套丛书所收方书的文献价值,首先在这些方书本身具有不可替代的特点,它们一经问世,便受到重视。例如明代官编的大型方书《普济方》,就十分重视引用《十便良方》。《普济方》中明确标注"出《十便良方》"的方子,达386处之多。如果现代未能将这些方书流传下来,将是一个极大的遗憾。

当然,它们的文献价值还不仅仅限于方书本身,非常值得注意的是,这些医方书的资料来源。例如《十便良方》郭氏在卷前的"新编古今方论总目"中,列举了该书引用的66种书名。虽然,这些引书并不意味着是作者亲见之书,有的书可能转引他书而来(如《外台秘要》《证类本草》等)。但也有该书所载的宋代医书不见于古今书目所载。例如《琴心居士方》、江阳《卫生方》、胡氏《总效方》、《郭氏家藏方》等。其中《郭氏家藏方》有可能是作者自家的藏方。因此,该书对考察宋代医药文献也具有一定价值。

《黎居士简易方论》也记载了多种已佚医书的佚文。如:临安府推官章谂《养生必用方》(或称《养生方》《必用方》)、霍喆夫(定斋)《类证治百病方》(或称《治百病方》)、南宋张松《究原方》、余纲《选奇方》(《前集》10卷,《后集》10卷。今残存《后集》4卷,《前集》早佚)、《资寿方》等都是现今已不能见到原书的医方书。

三、金末赵大中《风科集验名方》的相关说明

《风科集验名方》是国内失传的精品中医方书,为专科疾病的专门著作。今唯有元刊本存于日本静嘉堂。书中存方1979首,版本精良,内容丰富。此书因是私家收藏,至今还从未允许影印出版过,故见到此书者亦甚少。经日本友人帮助,我们递交专门申请,始得准予校点出版的机会。该书资料极为丰富,很受学界重视。

1. 此书版本稀见,流传极为不易 《风科集验名方》现唯有元刊本存于日本静嘉堂。自1306年该书首刻之后,未再见有翻刻本,故此

书传世极少，现在更是孤本仅存。此书传世可谓是一波三折。最早由金国北京太医赵大中奉敕编修。但因遇上"金乱"，也就是金国遭到蒙古、南宋联合进攻之时（1234年），赵大中怀着书稿，逃遁于吴山。当时儒医赵子中传习赵大中之书，却未能让该书得以运用与传播。

1236年，道士赵素在荆湖间（今湖南、湖北等地）得到了该书，并把它带到了蒙元所辖的恒山（在今河北曲阳西北）。赵素，字才卿，号心庵，河中（今山西永济一带）人。家世业儒，而通于岐黄之学。赵氏为全真教道士，云游天下30多年，通晓各地不同民族的医药知识。丙午年（1246），蒙古特赐皇极道院给赵素，并赐号"虚白处士"。赵素不仅有很高的儒学素养，也精通医学，因此在蒙元初期道教兴盛之时，他很受朝廷的恩宠。虽然此如，他也未能将此顺利付梓。赵素晚年之时，将他的两本书授予从小追随他学医的湖广官医提举刘君卿。其中有医书《风科集验名方》。身为湖广官医提举的刘君卿，很想刊刻其师所传的两本书。为此，他在元贞丙申年（1296）到左斗元所住的沙羡（今湖北武昌一带）寓舍，向他出示了赵素的《风科集验名方》，请左氏帮助校雠。左氏慧眼识珠，在他的努力下，终于使此书刊刻行世。

2. 此书汇聚了金元数位著名医家的经验精华　《风科集验名方》的原作者是金末北京赵大中，他是一位医学造诣颇高、深得皇家信任的太医。此书的质量很高，曾被覃怀儒医赵子中作为教科书传习。传到元代博学多才的赵素手中，他经常运用其中的知识治疗各种风疾，并将耳闻目见、得效取验的治风医方，补入《风科集验名方》，分作十集。今该书所载的"赵虚白论"，即赵素补缀的个人论说。赵素晚年将《风科集验名方》交给学生湖广官医提举刘君卿。刘氏医术高明，也得益于他研习试用此书。刘氏为了完成老师出版此书的愿望，将此书交到左斗元手里。左氏精通医学文献，长于医书校雠与编纂。他花了两年的功夫，取《素问》《灵枢》《难经》《中藏经》《诸病源候论》《千金方》《外台秘要》《太平圣惠方》《和剂局方》《三因方》《医说》等书，以及南北经验名方，并《说文》等字书，逐一参订。正伪补脱，削复改错，增补阙疑。他使原本单纯的医方书，一变而为理论、医方俱富。此外，他又把"古今圣贤名医治风药品、治理制度、动风食忌"三个主题的资料编辑成书，列于书前。左氏于大德二年戊戌（1298）完成了该书。

3. 此书同时还具有重要的文献意义　该书最后集成于元大德间，是时因长期南北隔绝，金元与南宋医学交流尚不普遍。但该书除引用宋以前诸名著之外，还首次大量记载了金元、南宋的主要著作。金元医家主要收录了刘守真《宣明论》《病机保命集》、张元素《儒门事亲》等，南宋医家则有陈无择、陈自明、王硕肤、许叔微、郭稽中以及医书《究原方》等。此外还集录了刘元宾《神巧万全方》、杨氏《拯济方论》、《本草图经》、《医林方选》，以及寇宗奭、庞安常等名家的有关论说。有些引用的人名少为人知，如水月子、药隐老人等。书中还有少数赵素（虚白）补入的条文，每多治疗经验之谈。

该书为专科疾病的专门著作，对了解我国古代对风科疾病的认识和治疗经验具有重要的意义。此外，由于该书引用了众多元以前医书资料，因此，对研究宋金元医学发展，乃至辑佚古医书，具有较高的文献价值。

四、明代徐春甫《医学指南捷径六书》的相关说明

为什么要在具有九种宋金方书的丛书中加入一种明代方书？这是考虑到此书的价值及集成完本之不易。

1. 此书有较高的学术价值　《医学指南捷径六书》（简称《捷径六书》）的作者徐春甫，乃明代著名医家。他在京师担任太医院吏目，是我国最早的医学学术团体组织者与发起人，他编纂了对后世很有影响的《古今医统大全》《捷径六书》等医书，在学术上有很深的造诣。不仅如此，徐春甫还是一个胸襟宽阔、格局很大的人。作为方书来看，其《捷径六书》最有价值的两种是《二十四方》与《评秘济世三十六方》（简称《三十六方》）。

《二十四方》是徐春甫授徒所用。据其弟子江腾蛟跋中说："医方之浩繁，而用之者苦无要……如涉海无津。于是徐老师出所集《二十四方》以示小子，受而细阅之，何其简易，详而且明，诚为医家之纲领也。"所谓"二十四方"并不是24首方剂，而是指24类治法的代表方。所以该子书在初刻本中又有"医家关键二十四方治法捷径"之名。这24类方法名目为：宣剂、通剂、补剂、泻剂、轻剂、重剂、滑剂、涩剂、燥剂、湿剂、调剂、和剂、解剂、利剂、寒剂、温剂、暑剂、火剂、平剂、夺剂、安剂、缓剂、淡剂、清剂。每类之下，又出一个或数个药方，详述每方的功效、主治、方组、服法、加减。各方内容齐备，提纲挈领，以少胜多，非常适合临床使用。为了方便记忆与使用，徐氏又专门编撰了"二十四剂药方歌括"，再用歌括的形式归纳上述的内容，以便初学者能很快入门。

《三十六方》是徐春甫个人用方最为珍秘的一部分内容。在封建社会中，秘方往往是取效、致富的捷径。徐氏讲述了两个靠秘方发财的例子。如黄连紫金膏：

> 京师吴柳泉者，制黄连紫金膏一药，点热眼极有效。海内寓京师者，无不求赎，日获数金，辄成富室。盖方药贵精不贵多，从可知矣。

但徐"每厚赂求之"则并非为了发财，而是"用梓以公天下"。他认为"医不必禁秘，但能体仁。精制一方，名出便可。救贫于世世，胜如积金以遗子孙，而亦不必以多方为贵"。此外，徐氏的观点是用药贵简而有效："药味简而取效愈速，药品多则气味不纯，鲜有效验。"

《三十六方》收方36首，另有补遗经验方4首，合计40方。据保元堂本、金鉴本的眉批，40方可分为如下几类：徐氏自家效方（眉批作"保元堂方"，计有10首）、诸家名方（计有18首）、秘传方（计有5首）、经验方（计有5首）、未明来源方（计有2首）。各方均详细介绍方剂组成、制备及服用法，并加以评论。最后是一张药店仿单，上书"新安徐氏保元堂"某某方，后列主治、服法用量等。与一般药店的药目相比，这部分内容最有特色的是评论。这些仿单说明，《三十六方》乃徐氏自家药店出售药品的处方。

《二十四方》和《三十六方》是徐氏成名及得利的重要内容，是徐氏育人与为医的看家本领，本是非常私密的，徐春甫却将之公之于世，因此倍显难能可贵。

2. 此书版本杂出，散在各地，收集相对完善的全本非常不易 现今国内外所存的《捷径六书》版本总共有以下几种：① 日本大阪府立图书馆藏本《医学指南捷径六书》（以下简称"指南本"），共4册，6卷，每卷为一种子书，按"阴阳风雨晦明"为序，计有：《内经正脉》《雷公四要纲领发微》《病机药性歌赋》《诸证要方歌括》《二十四方》《评秘济生三十六方》，凡六种。《（大阪府立图书馆藏）石崎文库目录》著录该书为"明万历二四年跋刊本"。该本印刷质量不高，漫漶缺脱处甚多。为寻求对校本，笔者访察了至今所能见到的我国国内各种明刻残本及抄本，订正补充了指南本之不足，同时也调查清楚了该书的版本源流与传承关系。② 北京中医药大学藏本2册，残存卷三至卷六（共4卷）。经核对，该本与日本大阪所藏乃同一版木所印。卷六之末有"万历丁酉岁季秋月书林刘双松氏重梓"记载，因此可以断定指南本乃书林刘双松重刻于万历二十五年丁酉（1597）。该本字画清晰美观，当为刘双松重刻本的初刊本。该本可以弥补指南本后4卷漫漶缺脱之处。③ 中国医学科学院藏清抄本，残存卷五、卷六。其末亦有"万历丁酉岁季秋月书林刘双松氏重梓"，故来源同上。④ 江西中医学院（今江西中医药大学）藏清抄本，残存卷一、卷二。书名《医学指南捷径六书》，故亦属指南本系统。⑤ 安徽省图书馆（721）藏有两种名称不同的明刻本残本。其一，安徽省图书馆藏的明刻《医学入门捷径六书》，2册。该本仅存子书2种（每种订为1册），蠹残较多。上册之首有"万历丙戌（1586）"徐春甫的"《医学捷径六书·二十四方》序"，序后有"祁门徐氏保元堂刊"牌记（以下简称"保元堂本"），可见该本乃是徐春甫的家刻本。下册卷首残，从内容来看，乃是子书《评秘济生三十六方》。其二：安徽省图书馆藏的《医学未然金鉴》（以下简称"金鉴本"），1册。该书内容就是《医学捷径六书》中的《二十四方》与《评秘济世三十六方》两种子书。各子书之首无卷次序号，但依次标以"晦集""明集"。该本版式与保元堂相同,刻工亦同,而"未然金鉴"四字及校定人署名等明显系剜补。⑥长春中医药大学图书馆藏《古今医学捷要六书》(又称《医学捷要六书》,此后简称"捷要本")6卷,该本的版式、纸张等均属明刻本。经仔细比对,其全书基本特点同于刘双松本,如卷次、卷名、各卷首责任者署名均相同,可见是以彼本为底本。此本字体娟秀,字迹清晰,只是错字、脱字较多。6个版本大约可区分为保元堂本、金鉴本、指南本、捷要本四个版本系统。

收集此书现存而散在于国内外的6个图书馆的全部7个版本,虽然花费的精力与财力甚大,但能将明代名医徐春甫的代表作之一整理出一个相对精善的本子以飨读者,以免别的学者耗时费力重走我们艰难的访书之路。对此,我们甚感欣慰。

五、关于本套丛书的编写及校释的相关说明

本套丛书各部子书,均包括以下内容,书名、作者、校释者、校点说明、前言、各书原序言、目录、正文等。其中校点说明,除第一条简要说明各子书版本之外,其他各条均为全套丛书统一规范。前言则详细介绍各子底本的版本及流存情况,作者及成书情况、本子书的内容与特色,以及相关本子书的校释说明。

本次校点所用各书,若有不同版本存世,则经过比较,选择最佳版本作为底本。其他版本则作为校本。若属存世孤本,没有其他版本可资对校,凡遇疑误之处,多处采用他校的方法。如追踪其书所引原书,或比较同期其他方书同名同组方,或比较后世所引其书之引文,等等,尽量给出脚注,为读者提供参考。

另外,若原书的目录与正文有差异,如方名不同,一般根据正文修改目录。若正文方名有明显错误,则据目录修改正文。如目录中有标题,而正文没有的内容,将目录标题删除。凡修改处,一律加脚注予以说明。

张志斌　郑金生
2024年2月

前　言

《叶氏录验方》成书于南宋孝宗赵昚熙淳十三年（1186），作者叶大廉。是书在宋代虽经两次版刻，但两个原版均早已佚失。今惟存若干种日本抄本，分别存于日本、中国。因此书载有大量的临床实用方剂而受到重视，近些年有两个校点本问世。然所用底本均非最佳，讹误较多。今用从日本回归的日本国立公文书馆内阁文库所藏影宋抄本，重新校点。

一、作者与成书

作者叶大廉，生卒年不详。据叶大廉跋，其为延平（今福建南平）人。家有先世收藏验方。其自少喜好藏书，尤关注方书。成年，官太社令。此乃宋神宗熙宁三年（1070），置太常寺太社局长官员一人，正九品，掌巡视四郊及社稷坛壝[1]，主管其祭祀及扫除之事。官品不大，但叶氏也常迁职异地。他说自己："宦游四方，每岁卒传录成册。"根据其书中提到的方剂来源，地点涉及安徽、浙江、福建、河南等省（详见下文）。

由于叶大廉的家藏颇多，加之其多方收集，他的藏方日益丰富。但是，由于他本人并非医药中人，所以，他说："虽所积卷帙甚富，前此未见人用，或用而未见其效。与夫大廉疑之而未敢轻用者，皆不敢传之于人。"但是，他想到："大廉常见医家有能疗人之疾，而少肯授人以

---

[1] 壝：wěi，古代祭坛四周的矮墙。

方者。每自思之，与其施药于人，岂若录已验之方，使其传之寖广。"所以，他还是决定把自己的藏方"略分门类，别为上、中、下三卷"，刊刻出版。为慎重起见，他"俾寿春刘良弼、三山许尧臣二医士，详加校正"，然后，才"镵木于龙舒郡斋"。

此书整理出版的直接受益者是浔阳（今江西九江）李景和。李景和与叶大廉曾有过交往，在龙舒（今安徽舒城县）得叶大廉亲授其书，并被告之收集编辑此书的过程。李景和拿到书，"归而试之，如治伤寒神捷解肌汤、补心气七宝丹等药，皆有奇效"。后来，李景和在雩、婺两地的监狱为医，"两狱遇有病囚，居民间值时气，辄施解肌汤为剂，动以数十斤计，服者无不立愈，得名神捷"。以至于江淮间人，都信用此书的方剂。李景和认定这是一部有效而可信的方书，担心其他地方的人可能见不到。于是，他翻刻此书，使之进一步传播推广。

因除了此书的两个跋之外，叶大廉之生平未有其他记载，故除此书之外，不知他还有什么其他著作。

二、《叶氏录验方》现存版本情况

《叶氏录验方》首见于南宋陈振孙撰的私家藏书目录《直斋书录解题》著录。宋元之际著名的历史学家马端临《文献通考》亦载此书。然自此以后，该书流传渐稀，以致华夏失传。今惟有多种日本抄本，分别存于日本、中国。据日本江户时期著名文献学者森立之撰（或署名森立之、涩江全善合著）之《经籍访古志》著录，日本枫山文库旧藏影宋抄本，今存于日本内阁文库，即该文库著录之"森志著录本"。此本为江户初抄本，年代甚早。枫山文库由德川幕府始建于庆长七年（1602）。明治十七年（1884）归入太政官文库（后改为内阁文库）。内阁文库还藏有另外的两部江户写本。大阪府立图书馆等地亦藏该书抄本，然均不及此影宋抄本之精细。

目前可以见到国内外所藏的各种《叶氏录验方》日抄本中，以日本国立公文书馆内阁文库所藏之日本江户初期影南宋嘉泰本抄本（以后简称"内阁本")为最佳。此本17册。书号：子40-7。首为目录。次为正文，卷首仅载书名"叶氏录验方"及卷次，无责任人署名。书末载淳熙丙午年（1186）叶大廉跋、嘉泰甲子年（1204）李景和跋。

大阪府立图书馆所藏者（此后简称"大阪本"），6册。书号：181718。前有大阪府立图书馆藏书章两枚，此后是目录与正文，卷首仅载书名"叶氏录验方"及卷次，无责任人署名。书末亦载淳熙丙午年（1186）叶大廉跋、嘉泰甲子年（1204）李景和跋。与内阁本不同的是，在李景和跋之后，还书有"叶氏方三卷，书录详题。大社令延年[1]叶大廉撰"。

据《中国中医古籍总目》记载，国家图书馆藏有日本文政六年癸未（1823）抄本。此本较晚。

另外，此前国内还出过两个《叶氏录验方》的校点本。一为单行，由上海科学技术出版社2003年出版（简称"上科本"）；一为丛书之一，由人民卫生出版社2010年出版（简称"人卫本"）。这两个校点有一个共同的问题，提到所用底本，均只说是"日本抄本"，并未说明是哪个图书馆所藏的日本抄本。因此难以核实其底本的优劣。据比对，有一点可以肯定，均不是最早且最好的内阁本。下面试举一例。

本书卷下"观妙散"：

观妙散 治大人、小儿久蕴积热，身发大疮赤肿，脓泡血灌，四弦紫黑，无药治者，用此立效。许尧臣方。

川百药煎　鸡内金

右贰味等分为细末，以麻油、轻粉少许同调如糊，先剥开疮去皮，蘸干脓血，随大小挑药安疮窠内，立见彻骨清凉，肉平黑消，次日疮干。

上科本与人卫本的底本均缺"鸡内金"一味，二本均为"二味"加了脚注。上科本注曰："方中药仅一味，疑有脱误。"人卫本注曰：

---

[1] 年：此当为"平"字之误。叶大廉为延平人。

"本方仅列一味药,疑缺一味药。"内阁本不阙药,底本非常清晰(见图1)。

三、《叶氏录验方》的内容与特点

《叶氏录验方》分上、中、下3卷,列17门,包括有名方540首(其中包括汤方18首、香方14首),附方11首。另在最后一门"备急诸方"中列61条,均为无名方,每条并不限于一方,为应急简便方。

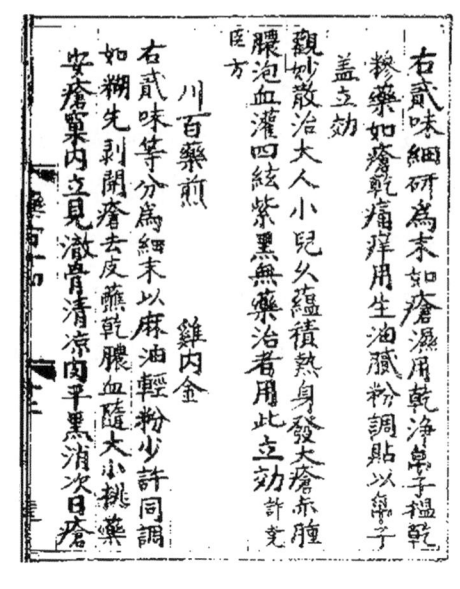

图1 内阁本观妙散叶

该书以诸病为纲,统领诸方。诸病次第如下:上卷为诸风、伤寒、气;卷中为补益、痼冷、积热、痰饮咳嗽、泄痢、妇人;卷下为小儿、杂病、眼目、咽喉口齿、疮肿伤折等。书末仿《和剂局方》,载"汤方""香谱",又列"备急诸方"。全书虽仅三卷,然收方则不少。该书不同于其他方书之处,在于多注明方剂来源,并或载有相关所治医案。

从全书整体看,所谓17门,就是以病名为主的17类方子。每一门类之下,不像其他宋代方书那样,先论病,后著方,没有大段引用前代名著或符合传统医理的医论;书前也没有按大多数宋代方书的套路,既无药物总论,也无炮制之论。叶大廉虽然也可以说是一个官员,但因品阶很低,更贴近贫民。他收集的方剂中补益方共计72首,包括了调理心肾的方剂在内,所占比例并不高,而且几乎没有炼丹服石类的方剂。所著录的方剂收集自民间治病验方,有比较重要的临床参考价值。书中大量随方而出的精细炮制方法及少量别具一格的医案,也很有参考价值。

1. 方剂来源丰富,大多来自民间 此书的方剂来源十分丰富,且如上述,其不同于其他方书之处,在于书中记录的有名方,大多注明方剂来源，来自有姓名或职务者近百人，每人或不一二方。地点涉及江东、江南、绍兴、衢州、明州、池州、建州、舒州、南阳、四明、沙河等地。

提供方剂者播及不同的人群。其一，同僚官员，大多以职务相称，如魏丞相、颜侍郎、秦侍郎、徐侍郎、李侍郎、江谏议、任少卿、赵少卿、范知府、叶知县、沈给事、仇防御、牛主簿、边学谕等，其中江谏议的方子最多，达 11 方。其二，为医者，如许尧臣、医官王康、医官杜壬、王医师、柴医、于医、小石医、河塘余医、高医等，其中许尧臣的方子最多，达 22 方。许尧臣应该是一位与叶大廉交往较多的医者，是叶氏此书的校正者之一。其三，释道人士，如衢州医僧慧满、孙道士、江南龙瑞长老、江道人、罗汉长老、黄衣道士、紫微山道士吕玄光等。此类方剂不多，所传也就一二方而已。其四，民间医生，叶氏称之为"郎中"。如绍兴王郎中、刘郎中、池州王郎中、舒州列郎中、郎中于革、于郎中、高郎中、蔡郎中、明州黄郎中、柴郎中、包郎中、张郎中等，此类方子较多，其中又数刘郎中的方子为最，达 25 方。

此书的重点是收录民间验方，不重视前代方书已录之方。有时，方子的加减法会用到当时的《和剂局方》的名方，却也不出药物。如在治疗"初中风，口噤，人事不省"的"通顶散"方下，提到"挑壹字搐入鼻中，即醒，涎出口开，便下一粒金丹"，但书中并未收入"一粒金丹"。此方见于《和剂局方》卷一。由大黑附子、大川乌头、新罗白附子、白蒺藜、白僵蚕、五灵脂、没药、白矾、麝香净肉、细香墨、朱砂、金箔组成。因以金箔为衣，每服一粒，故名"一粒金丹"。同样的情况也见于"青州白圆子"。

正因为叶氏所收方剂大多不见于前代方书，所以，具有其书本身的特色，为临床治疗提供了更多的可资参考的验方，具有重要的临床价值。

2. 通过方后加减达到一方治多证　此书有一个特点，与其他宋代方书较为相同，即成方较多，重视丸散之剂。同时，又重视一方分治多证，采用不同的方后加减或采用不同的服药汤水来治疗不同的症状。

如："积药麝香圆"，由13味药物组成，制成丸剂，临时量人虚实加减服。此方后面附了28种不同加减以治疗不同的病症：

男子劳疾，猪胆酒下；女人膈血，桂心酒下；翻胃，随食下；冷痃癖气，姜汤下；腰膝疼，醋汤下；咳嗽，皂角汤下；下元冷秘，汉椒汤下；血块，京三棱酒下；女人四季宣转[1]，醋汤下；死胎在腹，桂末一钱，水银少许，热酒调下；小儿惊风，干蝎汤下；十般水肿，大麦同甘遂汤下；寒疟，大蒜汤下；风气痔疾，炒黑豆淋汁下；霍乱，井花水下；寸白虫，芜荑[2]汤下。蛊毒，糯米同羊乳酒下；肌肤燥痒，荆芥汤下；中风口眼㖞斜，羊骨煎酒下；脾中冷积，干姜汤下；四季宣导，冷茶清下；顽麻风，童子小便和酒下；阳毒伤寒，麻黄煎汤下；阴毒伤寒，暖酒下；心痛，木瓜酒下；打扑，蟹酒下；大便不通，冷茶下；久痢，甘草汤下；女人血气，艾醋汤下；产后诸疾，热酒下；一切疮肿，黄耆汤下；小儿疳气，黄连汤下；小肠气，炒茴香汤下；血气潮热，当归酒下。

3. 讲究方中药物的炮制方法 此书所载方剂，都十分讲究所用药物的炮制方法。虽然，在书前并无关药物炮制的总论，但在正文中，几乎在每一味药后面都会不厌其烦地加上炮制方法。比如，具有补益作用的"双芝圆"，药后的炮制方法，以及药丸的制作方法，均非常讲究。

熟地黄壹两半，酒浸壹宿，再蒸伍柒次，火焙　麦门冬去心，汤浸壹宿[3]，焙干　鹿茸肆两，切作片子，酥炙黄　鹿角胶半斤，切成块，慢火用麦麸炒成珠子　覆盆子去枝杖，净者秤贰两，火焙干　肉苁蓉酒浸，贰两半，细切，火焙干　五味子去枝梗，净者秤贰两半，火焙干　天麻贰两半，细切，火焙干　黄耆陆两，蜜涂炙黄色，单碾细，取粉肆两，入众药　山茱萸贰两半，细切，火焙干　干山药贰两半，细切，火焙干　秦艽去芦头，壹两半，细切，火焙干　人参去芦头，贰两半，

---

[1] 四季宣转：与下文"四季宣导"同义。
[2] 芜荑：原作"无夷"，据《证类本草·芜荑》引《神农本草经》作"芜荑"改。
[3] 去心汤浸壹宿：原作"汤浸去心壹宿"，据本书其他方剂麦门冬炮制法乙正。

细切,火焙干　　槟榔贰两,湿纸裹,慢火内煨熟,去纸,细切　　沉香壹两,细剉,末,入众药末　　麝香半两,别研细,入众药

右件同一处为细末,后入麝香拌匀,醇酒一半,白蜜一半,煮面糊为圆如梧桐子大,文武火焙干,候冷,于磁器内收贮,不得犯铁器。每服伍拾圆,加至陆拾、柒拾圆,空心温米饮下。

书中的药物经常通过不同的炮制方法,使功效得到更加合理的应用或毒性得到更为有效的控制。如赚气圆,主治小儿腹胀如鼓,气急满闷。方用萝卜子、木香组成。其中,萝卜子用巴豆一分拍破,同炒黑色,去巴豆不用,只用萝卜子,以增强萝卜子消积除胀之力,又不至于像直接使用巴豆那样下泄作用猛烈。

4. 附载医案加深对方药的理解　　方书在某一方剂后面附载病案,主要用以说明该方在实践中的应用,加深习者对该方的理解,以便于仿效使用。这种医案往往夹叙夹议,有药理、医理兼行文中。

如:治疗"怔忪不宁,神情昏愦,眠睡不得"的"十四友圆",在叙述了方剂组成与制法、服法之后,记载了传方人接受此方治疗的医案及他本人对方剂药物作用的理解与体会。

此乃韩魏王方,云:余旧有心疾,怔忪健忘,梦寐恍惚不得睡。世之所传心药者无不服,少有效,求尽方书亦不愈。邂逅壹良医,余喜其语有理,云:此疾本由忧悲思虑,耗损心血而得之。只宜先安心,心不徒安,必用当归、地黄辈滋养乎,心之主血故也。若更服发散药,如菖蒲之类,则气愈散,必当收敛之。始见效,缘心本用过而虚,更当加阿胶辈补之。乃选诸家方书撰成此方,集诸家之善也。服之大效,常以此方授人,亦无不验者。始议收敛药用诃子。余曰:诃子固好,但宜入肠胃,不若用龙齿兼容此,乃安神定魄之药也。桂大能行血。此拾肆味,吾之参盏友,故名曰十四友圆。

四、本次校释的若干说明

1. 关于底本与校本　　《叶氏录验方》的版本情况,已如本文第二段所述。经过前期调研,我们复制掌握了日本国立公文书馆内阁文库藏

日本江户时期抄本（简称"内阁本"）、大阪府立图书馆藏抄本（简称"大阪本"），比较两本如下。

内阁本版框高 19.3 厘米，宽 16 厘米。每半叶 10 行，行 18 字。白口，上下同向双黑鱼尾，四周双边。版心载"药方"及卷次。下书口有页码，刻工姓氏。四周双边。首为"《叶氏录验方》目录"，次为正文。卷首仅载书名"叶氏录验方"，未载责任人姓名。大阪本无框线、无版心。每半叶 10 行，行 18 字。该本之行款及内容与内阁本略同，惟字迹远不如内阁本规整清晰，且错字较多。由于，目前可以见到国内外所藏的各种《叶氏录验方》日抄本中，内阁本是最早且最为接近宋刊本的版本，今以此为底本进行校释，并以大阪本作为校本。

内阁本的目录与正文的契合度很高。目录中某方的"又方"若干，以小字书于方名之后，以"N 方"表示。正文中，则跟在此方之后，以若干"又方"依次排列表示，"又方"的数量与目录中方名后的"N 方"符合。因表达方式准确而清晰，本次校释，不强求正文与目录统一，仍保留原样。

2. 关于本次校释的用字

（1）凡方后注中，表示方中药物的"右 N 味"之"右"，不改为"上"，仍作"右"了。

（2）本书的数字基本都用大写中文数字，其他宋代方书相比，显得更为严格。不仅方剂中的药物剂量用大写，即使行文中也是大写数字为绝大多数。除方名之外，仅偶尔可见小写者。因此，本次校释，综合考虑原书状态与现代人的阅读习惯，仅将方名中及方前主治说明中的数字统一成小写中文数字，凡方中药物剂量及方后制法服法说明中的数字，一律统一成大写。

（3）表示药丸的有"圆""元"两种，方名与行文中均如此。方名中以"圆"字为多，行文中"元"字为多。而"元"字属"圆"之简易俗字，今均统一为"圆"字。

（4）原书的异体字，若属一般用字，且无歧义者，径改为正字。如

"甂",改作"瓷";"甕",改作"瓮"等。若属医药用字,除明显错字外,一般不改。如"眩运""旋晕"不改为"眩晕"。或有特殊者,根据实情,另行处理。若有改动,出校记说明。

(5)古籍中常见的抄写误字,如"氺—水""玉—王""已—己—巳"等,因过于常见,径改不注。

(6)有一些相对特殊的字,各校点家用字多有不同,则今采用原字。比如䒺草:两种现代校点本均作"芮"。䒺 wǎng,《中华字海》称:䒺,同"蔳",一种生在田里的草,又称"水稗子"。据《本草纲目·䒺草》引《本草拾遗》云:"䒺草生水田中,苗似小麦而小。四月熟,可作饭。"义同。而"芮 ruì",据《中华字海》有五义,均不作水草,甚至不作草解。

张志斌　郑金生
2025 年 1 月

校释说明

一、《叶氏录验方》首见于南宋陈振孙撰的私家藏书目录《直斋书录解题》著录。宋元之际著名的历史学家马端临《文献通考》亦载此书。然下此以往，该书流传渐稀，以致华夏失传。今惟有多种日本抄本，分别存于日本、中国。目前可以见到国内外所藏的各种《叶氏录验方》日抄本中，以日本国立公文书馆内阁文库所藏之日本江户初期影南宋嘉泰本抄本（简称"内阁本"）为最佳。经过前期调研，我们复制掌握了内阁本、大阪府立图书馆藏抄本（简称"大阪本"）。经比较研究，目前可以见到国内外所藏的各种《叶氏录验方》日抄本中，内阁本是最早且最为接近宋刊本的版本，今以此为底本进行校释，并以大阪本作为校本。

二、本书采用横排、简体，现代标点。简体字以2013年版《通用规范汉字表》为准（该字表中如无此字，则按原书）。原书竖排时显示文字位置的"右""左"等字样一律保持原字，不作改动。原底本中的双行小字，今统一改为单行小字。

三、底本原有目录，如部分目录与正文标题不相符，一般按正文修改目录，并出注说明。在必要的情况下，也可能按目录补充修改正文。如有特殊情况需要特别说明，将在"前言"中详述。

四、校释本对原书内容不删节、不改编，尽力保持原书面貌，因此原书可能存在的某些封建迷信内容，以及某些不合时宜，或来源于当今受保护动植物的药物（如虎骨、犀角等）仍予保留，请读者注意甄别，勿盲目袭用。

五、本书校勘凡底本引文虽有化裁，但文理通顺，意义无实质性改变者，不改不注。惟引文改变原意时，方据情酌改，或仍存其旧，均加校记。

六、原书的古今字、通假字，一般不加改动，以存原貌。底本的异体字、俗写字，或笔画有差错残缺，或明显笔误，均径改作正体字，一般不出注，或于首见处出注。某些古籍中常见的极易混淆的形似字，如已己巳、太大、芩苓、沙砂等，径改不注。而在某些人名、书名、方药、病证名中，间有采用异体字者，则需酌情核定。

七、该书误名、不规范名中，以药名最为多见。本次校释，以改正误名为主（首见出注），如防丰（风[1]）、石羔（膏）、黄蓍（耆）、白芨（及）、白藓（鲜）、黄莲（连）、牡砺（蛎）、紫苑（菀）、连乔（翘）、梹郎（槟榔）等。或有当今以从俗多用，或属通假字、古今字，或古代药物别名等的药名，则网开一面，不多作统一，如芒消（硝）、栝楼（瓜蒌）等，悉按原书等。

八、除药名之外，书中的其他用字，修改情况如下：其一，数量词。原书的药物剂量有采中文数字"壹、贰、叁……"者，此属宋明时人为防范剂量错误而特地使用的文字，今不予修改。他处采用一般中文数字"一、二、三……"也不予修改，均保持原样。其二，部分术语。如"藏府"与"脏腑"，不同情况均有，难以取舍，则各按原书。

九、凡属难字、冷僻字、异读字，以及少量疑难术语、药物来源等，酌情加以注释。原稿漫漶不清、脱漏之文字，若能通过各种校勘方法得以解决，则加注说明。若难以考出，用方框"□"表示，首次出注，后同不另加注。

---

[1] 风：括号中为正字。

十、凡底本中的序、跋、后记等全部保留。体例保留原来的顺序，一般为序文在前，目录随后。若个别特殊情况，亦不予变动。

十一、原书某些大块文字的篇节，不便阅读理解，今酌情予以分段。某些特殊标记，亦酌情更换成现在简便易读的方式。

目 录[1]

方 上 卷

治诸风 ··· 1

　灵宝丹 ··· 1

　万金丹 ··· 1

　万金散 ··· 2

　梦仙备成丹 ··· 2

　透骨丹 ··· 2

　必安丹 ··· 3

　万灵丹 ··· 3

　十华圆 ··· 3

　石膏圆 ··· 4

　趁痛圆 ··· 4

　天真圆 ··· 4

　醒风汤 ··· 5

　活血丹 ··· 5

　六神散 ··· 5

　五将圆 ··· 5

　行气木香散 ··· 5

---

[1]目录：此后原有"一"字。因并无"目录二"，据删。

七生圆 ·················· 6

大醒风汤 ················ 6

十味四斤圆 ··············· 6

通顶散 ·················· 6

蝎附散 ·················· 7

香芎饼子 ················ 7

十味剉散 ················ 7

大防风汤 ················ 7

治风痈方 ················ 7

四时加减续命汤 ············ 8

虎骨轻脚圆 ··············· 8

太阳丹 ·················· 8

蝎附圆 ·················· 9

治风七灸法 ··············· 9

治风青圆 ················ 9

木香松节圆 ··············· 9

木瓜圆 ·················· 10

洗脚气方 ················ 10

神仙活络丹 ··············· 10

诸风[1]预备续命汤 ········· 10

天麻圆 ·················· 11

天香散 ·················· 11

醒风汤 ·················· 11

乳香木瓜圆 ··············· 11

丹方 ···················· 12

七乌圆 ·················· 12

香芎散 ·················· 12

---

[1]诸风：原无。据正文补。

附子煎圆 ………………………………… 13
没药圆 …………………………………… 13
川乌防风汤 ……………………………… 13
乌荆散 …………………………………… 13
蝎附圆 …………………………………… 14
芎羌汤 …………………………………… 14
川独活汤 ………………………………… 14
沉香酸枣人汤 …………………………… 14
小防风汤 ………………………………… 15
星附汤 …………………………………… 15
破痰[1]镇心丹 …………………………… 15
大圣镇风丹 ……………………………… 15
白附子圆 ………………………………… 15
寸金散 …………………………………… 16
锡蔺脂圆 ………………………………… 16
七宝散 …………………………………… 16
渗湿汤 …………………………………… 16
沉香虎头骨散 …………………………… 16
九炼神圣夺命活血丹 …………………… 17
蝎梢散 …………………………………… 17
木瓜圆 …………………………………… 17
解气圆 …………………………………… 18
天麻酒浸药 ……………………………… 18
法炼皂角煎圆 …………………………… 19
放杖圆 …………………………………… 19
延年夺命汤[2] …………………………… 19

---

[1] 痰：原作"疾"。据正文改。
[2] 汤：原作"丹"。据正文改。

伤寒 中暑附 ·· 20

 神捷解肌汤 ···································· 20

 六和汤 ·· 20

 地骨皮散 ······································ 20

 神术散 ·· 20

 生熟饮子 ······································ 21

 真武汤 ·· 21

 辨沙病论 ······································ 21

 羌活散 ·· 21

 石家[1]普救散 ································ 22

 劫劳散 ·· 22

 冰玉散 ·· 22

 人参[2]香茸散 ································ 22

 施疟丹[3] ···································· 22

 青蒿饮子 ······································ 23

治[4]气 ·· 23

 治气[5]沉香饮子 ······························ 23

 人参平胃散 ···································· 23

 木香分气圆 ···································· 23

 思食大人参圆 ·································· 24

 附子荜拨圆 ···································· 24

 人参开胃汤 ···································· 24

 荜澄茄散 ······································ 24

 翻胃汤 ·· 24

 丁香神曲散 ···································· 24

---

[1] 石家：原无。据正文补。
[2] 人参：原无。据正文补。
[3] 施疟丹：原作"谢直阁疟"。据正文改。
[4] 治：原无。据正文补。
[5] 治气：原无。据正文补。

趁痛汤 …………………………… 25

石家丁香开胃圆 ………………… 25

大良姜圆 ………………………… 25

积药麝香圆 ……………………… 25

红豆圆 …………………………… 27

治噎紫桂圆 ……………………… 27

荜拔[1]茄圆 ……………………… 27

沉香流气饮 ……………………… 27

乌[2]鸡煎 ………………………… 28

气宝散 …………………………… 28

桂香圆 …………………………… 28

三倍散 …………………………… 29

立效散 …………………………… 29

姜合圆 …………………………… 29

万安圆 …………………………… 29

补脾圆 …………………………… 30

实脾圆 …………………………… 30

治疟疾生刿散 …………………… 30

沉香消胀圆 ……………………… 31

流气饮子 ………………………… 31

四君子圆 ………………………… 31

丁沉香圆 ………………………… 31

治水气神妙圆 …………………… 32

黄婆弹圆 ………………………… 32

破气散 …………………………… 32

生姜开胃圆 ……………………… 32

陈橘皮煎圆 ……………………… 33

[1]拔：原作"澄"，据正文改。
[2]乌：此前原有"翻胃"二字。据正文删。

思食圆	33
煨姜圆	33
大沉香散	34
木香分气汤[1]	34
消气汤	34
实气散	34
生附散	35
人参散	35
附子养气汤	35
养气圆	35
大建[2]脾圆	36
备急散	36
十味丁香煮散	36
升朝散	36
曲术圆	37
集香散	37
五香枣	37
八仙刲散	37
加减降气汤	38
固肠圆	38
兴脾汤	38
草豆蔻[3]散	38
益智散	39
气宝圆	39
厚朴煎圆	39
生气养胃圆	40

[1]汤:原作"圆"。据正文改。
[2]建:疑作"健"。
[3]蔻:原作"寇",据正文改。

归气散 …… 40

三圣散 …… 40

方 中 卷

补益心肾药[1]方附 …… 41

 金缨神丹 …… 41

 十味大建中汤 …… 41

 青盐茴香圆 …… 41

 七宝丹[2] …… 41

 巴戟圆 …… 42

 玉辂丹 …… 42

 柏子仁圆 …… 42

 坎离丹 …… 42

 白龙珠丹 …… 42

 神仙助阳丹 …… 43

 一井金圆 …… 43

 二贤散 …… 44

 羊肉圆 …… 44

 破故纸圆 …… 44

 神仙换骨丹 …… 44

 百益煮砂丹 …… 45

 麋茸圆 …… 45

 鹿角圆 …… 45

 地黄圆 …… 45

 黄耆散 …… 46

 救汗汤 …… 46

---

[1] 药：原脱，据正文补。
[2] 七宝方：此方及此前两方，凡3方存目阙文。

钓虫圆 …… 46
神仙菟丝子圆 …… 46
补肝圆 …… 47
黄耆十补汤 …… 47
七宝丹 …… 47
杜仲散 …… 47
真人去尸延年不老丹 …… 47
补心丹 …… 48
十五味大建中汤 …… 48
拱辰丹 …… 48
十四友圆 …… 48
紫微圆 …… 49
育神散 …… 49
养心丹 …… 50
固精丹 …… 50
十精丹 …… 50
心肾圆 …… 51
琥珀安神圆[1] …… 51
应效远志圆 …… 51
石斛圆 …… 52
牛膝圆 …… 52
如锦圆 …… 52
宁神丹 …… 53
水仙丹 …… 53
补心丹 …… 53
雄朱圆 …… 53
茸附圆 …… 54

[1] 心肾圆琥珀安神圆：2方，原在"育神散"之后，今据正文后移。

附子降气汤	54
远志平肝圆	54
龙齿汤	54
天王补心圆	55
小补心丹	55
琥珀七宝丹	55
定心汤	55
石龙芮圆	55
双芝圆	56
茴香圆	56
增损建中汤	57
三匮圆	57
灵补圆	57
人参远志圆	57
宁志圆	58
九珍散[1]	58
沉朱丹	58
二黄圆	58
乳朱圆	59
增添四斤圆	59
白胶圆	59
镇心爽神汤	60
走马寸金圆	60
金铃子圆	60

痼冷 61

| 神仙赤圆 | 61 |
| 御前断下圆 | 61 |

---

[1] 散：此后原有"二方"2字。后方为"沉朱丹"，另有方名，并非无名附方。故据删。

青硫回阳丹 ·········· 61

育肠圆 ·········· 61

养正金丹 ·········· 62

养正丹 ·········· 62

乌头煎圆 ·········· 62

太上白丹 ·········· 62

助阳丹 ·········· 63

茸朱丹 ·········· 63

积热 ·········· 63

人参饮子 ·········· 63

辰砂茯神散 ·········· 63

清心圆 ·········· 64

羌活散 ·········· 64

三奇汤 ·········· 64

火府散 ·········· 64

清膈圆[1] ·········· 64

利咽汤 ·········· 65

五通散 ·········· 65

清肺汤三方 ·········· 65

犀角防风饮 ·········· 65

痰饮咳嗽 ·········· 66

倍姜半夏圆 ·········· 66

清壶圆 ·········· 66

石家紫菀汤 ·········· 66

化痰掉圆儿 ·········· 66

消饮圆 ·········· 66

除饮茯苓汤 ·········· 67

---

[1] 圆：原作"散"。据正文改。

消饮倍术圆	67
丁香半夏圆	67
中和汤	67
茱萸圆	67
抽风膏	68
半夏汤	68
小半夏汤	68
玉真圆	68
钩藤散	68
前胡汤	69
人参饮子	69
千缗汤	69
皂角煎圆	69
南星圆	69
人参前胡汤	69
五痹汤	70
半夏橘皮汤	70
白芷圆	70
分涎汤	70
钟乳散	71
六物汤	71
旋覆花圆	71
茱苓圆	71

泄痢 秘涩、酒毒、下血[1]附 …… 71

八仙散	71
立效饮子	71
小黄耆圆	72

---

[1] 酒毒下血：原脱。据正文补。

治痢[1]调中散 …… 72
断下建[2]脾圆 …… 72
木香厚肠圆 …… 72
钟乳豆蔻圆 …… 73
双仙散 …… 73
养脏汤 …… 73
四神散 …… 73
附子汤 …… 74
地榆散 …… 74
香连圆 …… 74
黄连圆 …… 74
神应汤 …… 74
猪骨煎 …… 74
夺命丹[3] …… 75
吕真人养脏汤 …… 75
神仙[4]团参阿胶散 …… 75
赤白痢方 …… 76
木香膏 …… 76
断痢圆 …… 76
神授丹 …… 76
固肠汤 …… 76
肉豆蔻散 …… 77
鹤寿丹 …… 77
灵砂丹 …… 77
朴附圆 …… 77

[1] 治痢：原无。据正文补。
[2] 建：疑作"健"。
[3] 丹：原作"汤"。据正文改。
[4] 神仙：原无。据正文补。

二气丹	78
平胃正气散	78
水煮木香圆	78
大腹皮圆	78
针头圆	79
大荜拨圆	79

妇人 …… 79

白芷暖宫圆	79
经济丹	79
六味[1]乌梅地黄圆	80
清肺汤	80
阳起石圆	80
附子汤	80
黑神散	80
又催生方	81
粉刺方	81
积德丹	81
益阴丹	81
伏龙肝散	81
艾煎丹[2]	81
大温经圆	82
聚宝丹	82
补血艾煎圆	82
沉香养血圆	83
产后汗方	83
产后泻方	83

[1]六味：原脱。据正文补。
[2]丹：原作"圆"。据正文改。

治妇人面生疮[1] ································· 83

养荣汤 ································· 83

当归圆 ································· 84

人参剉散 ································· 84

诜诜圆 ································· 84

当归鹿茸圆 ································· 85

四圣散 ································· 85

妇人[2]催生丹 ································· 85

方 下 卷

小儿方 ································· 86

鸡冠散 ································· 86

白帛散 ································· 86

醒脾散 ································· 86

小儿[3]温惊辰砂膏 ································· 86

调中散 ································· 87

银白散 ································· 87

薄荷散 ································· 87

治小儿虚汗、盗汗、惊汗[4] ································· 87

石家天麻防风圆 ································· 87

丁香和胃膏 ································· 87

消疳圆 ································· 88

小儿肥白丸 ································· 88

小儿人参白术圆 ································· 88

---

[1] 治妇人面生疮：原前无"治"字，后有"方"字。据正文改。
[2] 妇人：原脱。据正文补。
[3] 小儿：原脱。据正文补。本节目录同此修改，不另注。
[4] 惊汗：原作"方"。据正文改。

芦荟圆	88
观音散	88
白术散	89
保生丹	89
至圣保命丹	89
五疳圆	90
世宝圆	90
牛蒡散	90
肥儿圆	90
马兜铃[1]丹	90
龙骨散	91
小儿消食圆方[2]	91
蝉壳散	91
治小儿头上痔肥疮秃疮等方	91
小儿当归圆	91
五[3]灵脂丹	92
沉香[4]黄耆散	92
治疮疹如㾦泡方	92
补脾圆	92
治小儿眉上生疮[5]	92
香橘圆	92
小儿牛黄圆	93
小儿清肺汤	93
大黄汤	93

[1] 铃：原作"苓"。据正文改。
[2] 方：原脱。据正文补。
[3] 五：原脱。据正文云"名五灵脂丹"补。
[4] 沉香：原脱。据正文补。
[5] 疮：此后原有"方"字。据正文删。

密陀僧散[1] 93

生犀人参散 93

脌骥圆 93

沉香[2]消疳圆 94

人参膏 94

朱砂圆 94

半夏圆 94

人参保肺[3]圆 95

加减四君子汤 95

治小儿眉癣 95

麦煎散 95

赚气圆 95

藿香散 96

回生散 96

固气圆 96

五神散 96

黍粘子散 96

一捻散 97

滴金散 97

杂病 97

火燎丹 97

无忘在陈丹 97

神圣休粮药 97

治肺风面生疹斑方 98

防风散 98

万金圆 98

---

[1]密陀僧散：原无。据正文补。

[2]沉香：原无。据正文补。

[3]肺：原无。据正文补。

治腋气[1]六方 …… 98

解毒方 …… 99

王不留行汤 …… 100

江谏议治[2]消渴方 …… 100

接骨丹 …… 100

洗风散 …… 100

灸男子女人心脾痛[3]法 …… 101

蛇伤方 …… 101

治瘰疬方 …… 101

治打扑伤损方 …… 101

藜芦散 …… 101

治五十年不差痔方 …… 101

枳壳煎 …… 102

香岩老痔方 …… 102

聚香圆 …… 102

治肠风脏毒方 …… 102

治久新内外痔方 …… 102

治肠风下血方 …… 103

陆行之傅痔方二方[4] …… 103

治外痔方 …… 103

抵圣散 …… 103

通神散 …… 103

轻粉散 …… 103

孙巡检治渴[5]方 …… 104

瓜蒌圆 …… 104

---

[1] 气：此后原有"方"字。据正文删。
[2] 治：原脱。据正文补。
[3] 男子女人心脾痛：原作"男女心脾疼"。据正文补。
[4] 目录小字与正文有多处不一致，予以保留，不强行统一。后同。
[5] 治渴：原作"汤"。据正文改。

瓜蒌根散方 …… 104
治吃水渴病[1]水蛊方 …… 104
治刀斧伤方 …… 104
治蜘蛛及[2]蜂蜇方 …… 105
治汤火伤 …… 105
治蛊毒方 …… 105
圣授夺命丹 …… 105
治驴涎马汗毒物伤方 …… 105
荆芥散 …… 105
侧柏散 …… 105
黑虎丹 …… 106
血余散 …… 106
金露圆 …… 106
换骨散 …… 107
圣救散 …… 108
治臁疮 …… 108
治口疮 …… 108
治血淋[3] …… 108
铁刷疮药[4] …… 109

治[5]眼目 …… 109

洗眼珊瑚散 …… 109
还睛膏 …… 109
地黄圆 …… 110
增明圆 …… 110
夜光育神圆 …… 110

---

[1] 渴病：原无。今据正文补。
[2] 及：原无。今据正文补。
[3] 治血淋：原脱。据正文补。
[4] 铁刷疮药：原脱。据正文补。
[5] 治：原脱，据正文补。

明目[1]人参圆 …………………… 111

防风散 …………………………… 111

洗眼[2]千金散 …………………… 111

通关吹鼻散 ……………………… 111

治内障眼方二方 ………………… 111

补睛圆 …………………………… 112

乳香散 …………………………… 112

防风羌活散 ……………………… 112

当归地黄圆 ……………………… 112

三贤汤 …………………………… 112

观音洗眼药 ……………………… 112

龙树镇肝圆 ……………………… 113

定痛散 …………………………… 113

羌活散 …………………………… 113

谷精圆 …………………………… 113

还睛散 …………………………… 113

三退散二方 ……………………… 114

治咽喉口齿 …………………… 114

治喉闭方 ………………………… 114

开喉散 …………………………… 114

治口疮方 ………………………… 114

小儿误吞物哑方 ………………… 114

失笑散 …………………………… 115

治急喉闭方 ……………………… 115

齿药方 …………………………… 115

乌髭牢[3]齿药方 ………………… 115

---

[1]明目：原无。据正文补。
[2]洗眼：原无。据正文补。
[3]牢：原脱。据正文此方功效"牢牙齿"补出。

一捻如神散 ………………………………………… 115

　坚齿散 ……………………………………………… 115

　吹喉散 ……………………………………………… 116

　胜金散 ……………………………………………… 116

　治鱼骨鲠方 ………………………………………… 116

　南星散 ……………………………………………… 116

　防风散 ……………………………………………… 116

　一漱散 ……………………………………………… 117

　黑龙膏 ……………………………………………… 117

　白衣观音圆 ………………………………………… 117

　安肾散[1] …………………………………………… 117

治疮肿伤折 ………………………………………… 118

　白龙散 ……………………………………………… 118

　黄金膏 ……………………………………………… 118

　太上无比[2]灵应神异膏 …………………………… 118

　治阴生疮 …………………………………………… 118

　治抓破面方 ………………………………………… 119

　香连散 ……………………………………………… 119

　淋渫方 ……………………………………………… 119

　生肌真珠散 ………………………………………… 119

　嵌甲药 ……………………………………………… 119

　神明膏 ……………………………………………… 119

　胜金膏 ……………………………………………… 120

　绿袍散 ……………………………………………… 121

　黄耆汤 ……………………………………………… 121

　排脓木香散 ………………………………………… 121

　治发背方 …………………………………………… 121

---

[1] 安肾散：原脱。据正文补。
[2] 太上无比：原无。据正文补。

浴汤方 ·· 121

治一切疮方 ·· 121

治久年风癣方 ····································· 122

治痈疽发背方 ····································· 122

当归消毒散 ·· 122

治丹毒诸方 二方[1] ······························ 122

治发背灸法 ·· 122

治脚膝生疮方 ····································· 123

螵蛸散 ··· 123

乳香散 ··· 123

密陀僧散 ··· 123

观妙散 ··· 124

杏黄圆 ··· 124

胜金[2]散 ··· 124

四托散 ··· 124

汤方 125

四顺生姜汤 ·· 125

护脾[3]快气汤 ····································· 125

沉香降气汤 ·· 125

增损磨气汤 ·· 125

半夏汤 ··· 126

和中汤 ··· 126

清上汤 ··· 126

香芎汤 ··· 126

洞庭汤 ··· 126

獬豸汤 ··· 126

---

[1] 二方：原脱。据正文补。
[2] 金：原作"仙"。据正文改。
[3] 护脾：原脱。据正文补。

龙涎汤 ·· 127

御爱汤 ·· 127

酴醾汤 ·· 127

异香汤 ·· 127

余甘汤 ·· 127

凤髓汤 ·· 127

琼液汤 ·· 127

枣汤[1] ·· 127

香谱 ·· 128

备急诸方 六十一件 ···················· 128

凡卒死 ·· 128

卒心腹胀痛 ·································· 129

霍乱转筋 ····································· 129

若霍乱吐利后大渴 ······················ 129

客忤者 ·· 129

中恶、客忤、卒死、鬼击 ············ 129

鬼击之状 ····································· 129

凡魇死 ·· 129

凡自缢 ·· 130

凡溺死 ·· 130

救冻死 ·· 130

夏月不可淘井 ······························ 130

凡墙壁压死、魇死、自缢死、溺死、产死 ········ 130

凡中热死 ····································· 130

转筋入腹 ····································· 131

霍乱、蛊毒 ·································· 131

卒上气鸣息 ·································· 131

---

[1]凤髓汤、琼液汤、枣汤：凡3方，原脱。据正文补。

治鼻衄	132
治舌上出血	132
治小便血	132
治耳鼻口中血出不止	132
凡喉闭	132
治卒喉肿	132
舌卒肿起	132
治悬痈暴肿	133
妊娠忽下血	133
妊娠胎动	133
胎动及下血	133
妊娠得伤寒热病	133
小儿才生下即死	133
小儿卒急肚皮青黑	133
赤游肿	133
大人小儿丹毒入腹	133
大小便不通	134
小便不通	134
鱼骨梗方	134
误吞钱方	134
百虫入耳	134
蜈蚣入耳	135
蚁入耳	135
蚰蜒入耳	135
目睛为物损伤	135
牙疼	135
治一切毒肿疮疖	135
凡被火伤	135
金疮深者	136

金疮 …………………………………… 136

凡伤折 …………………………………… 136

破伤风 …………………………………… 136

破伤中风 ………………………………… 136

破伤风牙关紧噤 ………………………… 136

治诸兽伤 ………………………………… 136

春末夏初狂犬咬人 ……………………… 136

治蛇蝎蜈蚣等伤 ………………………… 137

治诸虫毒 ………………………………… 137

解百药毒 ………………………………… 137

解诸食毒 ………………………………… 137

治横生逆生 ……………………………… 137

产后血运血迷方 ………………………… 138

治口鼻出血不止 ………………………… 138

方名索引 …………………………………… 140

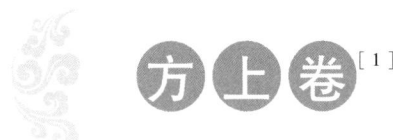

治诸风

灵宝丹 治一切诸风、中风瘫痪、伤风等疾_{林统制传}。

没药_{壹两半} 川乌_{叁两，去皮、尖，略炮} 胡椒_{壹两} 五灵脂_{叁两} 木香_{壹分} 朱砂_{壹分，别研细，为衣} 麝香_{壹百钱，别研细，和朱砂为衣} 乳香_{壹分，研}

右件柒味，生为末，以乳香择辰日辰时，取东方井花水细磨成膏，约调上件药为丸如黄豆大[2]。每服壹圆，生姜贰片，同药细嚼，茶酒任下，不拘时候。盖遇伤风、头痛则服此。如胎风，荆芥汤下。

万金丹 治一切风，左瘫右痪，筋脉拘急，手足顽麻，头旋目眩，皮肤瘙痒，遍身生疮，及风毒走注，肢体浮肿，或暴中贼风，口眼㖞斜，并暗风夹脑，偏正头痛，及妇人血风等疾，并皆治之。

藿香叶 踯[3]躅花 天南星_洗 麻黄_{不去节} 蔓荆子 甘草_炙 香白芷 甘松_{去土，已上各壹两} 草乌头_{柒两，生用} 川芎_{贰两} 何首乌_{贰两} 五灵[4]脂_{壹两，酒浸壹宿，去沙石} 白胶香_{壹两，令研} 没药_{叁钱，令[5]研} 麝香_{贰钱} 蛤粉_{壹两，为衣}

右件除蛤粉用为衣外，拾伍味捣罗为末，糯米粉壹钱，无灰好酒壹升，煮糊为圆_{科剂每两作贰拾圆}，不得焙，不得见日，窨干。每服壹圆或

---

[1] 方上卷：原作"叶氏录验方第一"。今据目录改。后各卷首同改，不另注。
[2] 黄豆大：原书作"此○大"，即画了个圈表示大小。这个表示法，在印刷本中很难准确表达，据原书圆圈的大小改。同下不注。
[3] 踯：原作"掷"。今据《证类本草·羊踯躅》引《图经本草》作"踯躅花"改。后同不注。
[4] 灵：原作"苓"。今据《证类本草·五灵脂》引《图经本草》作"五灵脂"改。后同不注。
[5] 令：据后文没药的炮制法为"别研"，此当作"另"。前一"令"字同。

贰圆，茶、酒嚼下。忌热食少时，不拘时候。若牙关紧急者，用酒磨灌下。

万金散 治风补虚，顺荣卫，通气血，及治腰膝沉重，脚弱无力。医官杜壬以此治手足风累验，其婿孔宣传。

续断　杜仲_{去粗皮，炙香切}　桂_{去粗皮，取有味处，不见火}　防风　牛膝_{酒浸焙}　细辛_{华阴者}　白茯苓　人参　当归_{切，焙}　甘草_{炙，已上各壹两}　川芎　独活　秦艽_{去土}　熟干地黄_{已上各半两}

右为粗末。每服五钱匕，水贰盏，煎至壹盏，滤去滓，不拘时候，但腹稍空，热服。文潜云：予常病左臂不随，后已痊平，而手指不便无力，试诸药不验，逐服此药，方才半剂即愈。

治卒中急风，左瘫右痪，口眼㖞斜，语言不正，不省人事，一切风证皆治，**梦仙备成丹**。

川乌_{壹两，炮微黄色}　乳香_{壹钱，研}　五灵脂_{取净，半两}　没药_{壹两}

右肆味为细末，炼蜜圆如弹子大。每服壹圆，如服药时，先以酒壹盏，生姜柒片，薄荷心柒枚，同煎至柒分，去滓候温，入脑子[1]壹字，细嚼药壹粒。窨气少时，用先煎酒送下，临卧服。切忌动风及湿面等，如空心，兼服升降气药助之。此方传于前福建巡辖王舜臣，王云：镇江刘节使家方也。

透骨丹 治诸般风疾，左瘫右痪，口眼㖞斜，脚手无力，四肢沉重。

乳香_{壹两，研细}　没药_{壹两，研细}　川乌_{壹两，去皮、尖}　草乌_{贰两，去皮、尖}　破故纸_{壹两，瓦上炒}　川芎_{壹两}　晚蚕砂_{壹两，酒炒}　荆芥穗_{壹两}　海桐[2]皮_{壹两，去粗皮}　自然铜　赤小豆[3]

右为细末，酒糊圆如梧桐子大。每服拾圆至拾伍圆，茶、酒任下，食后、临卧服。

---

[1]脑子：即龙脑香。原出于龙脑香木心，现有人工合成者，现多称"冰片"。
[2]桐：原作"同"。据《证类本草·海桐皮》引《图经本草》作"海桐皮"改。后同不注。
[3]自然铜赤小豆：2味原书未出剂量。大阪本同。

必安丹 治瘫痪及寻常些少风气，妇人血风，并宜服之。

没药贰两，研 蝎酒浸焙 羌活 虎骨酥炙 独活 防风去芦 芎䓖 川乌头壹两，炮，去皮、脐 当归洗 薏苡仁炒 前胡各贰两 橘红壹两 半夏贰两，姜汁制壹宿 天麻壹两 白术半两 麝[1]壹钱 脑子半钱 白花蛇壹两，酒浸壹宿，去皮，炙，去骨 雄黄壹两，研 枳壳壹两，去穰，麸炒 细辛壹两，去苗

右件为末，汤浸蒸饼，候冷挤去水，圆如弹子大，朱砂为衣。每服壹圆，荆芥茶嚼下。累有瘫痪人服之如神。

万灵丹 治一切风及头面诸风，皮肤不仁，多生瘾疹，手足顽麻等疾，服诸风药不差者，曾得效。

大川乌头炮，去皮、脐 黑附子炮裂[2]，去、皮尖 新罗白附子炮裂，已上叁味各贰两 五灵脂壹两 白僵[3]蚕炒，去丝，壹两 白蒺藜炒，去刺，壹两 没药研，半两 朱砂研，半两 乳香研，半两 防风半两 天麻半两 白矾枯[4]，研，半两 细墨叁钱

右件前陆味同为末，后柒味修事了，壹处同合和匀。用井花水壹大碗研墨尽为度，将汁搜和入杵臼内，捣伍百杵了，圆如弹子大，窨干。每服壹粒，用生姜半两，去皮，擦取自然汁，将药于汁内磨化尽，以无灰酒壹盏同浸化，温服。后能以酒投之，以助药力尤佳。食后稍空、临卧服。

十华圆 治诸风湿气相抟，两臂沉痛。

附子叁两，生用，不去皮、脐 大川乌头壹两半，生用，不去皮、脐 白术肆两壹分 羌活肆两壹分，炒 黄耆肆两壹分，蜜炒 肉桂肆两壹分，去皮，不见火 桔梗肆两壹分 干姜捌两半，炮裂 陈皮捌两半，洗去尘土，不去穰 甘草捌两半，炙 五加皮捌两半

---

[1] 麝：当为"麝香"之省写。
[2] 裂：原作"烈"。据本书本节下文"大防风汤"附子炮制法改。后同不注。
[3] 僵：原作"疆"。《证类本草·原蚕蛾》引《图经本草》作"白殭蚕"，"殭"同"僵"，据改。后同不注。
[4] 枯：原作大字。《证类本草·矾石》引《本草衍义》白矾的炮制方法为"火枯为粉"，据改。

右为细末。取宣州木瓜去皮穣，蒸烂研细，和上件末圆如梧桐子大。每服贰拾圆或叁拾圆，空心温酒、盐汤下。如未知药力，渐加圆数服，以知为度。

石膏圆 治偏正头痛，恶心痰逆。

石膏肆两，水飞细研　川乌头壹两，生，去皮、脐　硝石壹两半，细研　太阴玄精石贰两，细研

右肆物研匀如粉细，生姜自然汁煮糊为圆如梧桐子大。每服拾圆至拾伍圆，荆芥穗煎汤下。重者不过叁服，大效。

趁痛圆 大治臂痛。

金毛狗脊壹两，炮，去毛　川乌头壹两半，炮，去皮、脐　川草薢壹两　乳香叁钱，研　没药半两，别研　防风壹两　五灵脂壹两

右各事持秤，捣为细末，壹处匀和，以醋糊为圆梧桐子大。每服叁伍拾圆，食后荆芥茶下。

天真圆 治男子、妇人半身不遂，手足顽麻，口眼㖞邪，痰涎壅塞，及一切风气他药不能疗者。小儿惊风、大人头风、妇人血风，并宜服之。

天南星叁两，洗净，切　白附子叁两，生，去皮，切　川乌头叁两，生，去皮、尖秤，切　半夏五两，汤炮洗七次，去皮，切　全蝎壹两，炒　乌梢蛇酒浸取肉，炙干，半两　白花蛇酒浸软取肉，炙干，半两　白僵蚕直者壹两，炒　麝香半钱，别研　朱砂叁钱，研，作衣

右件焙干为细末，入麝香研匀，用生姜自然汁煮面糊为圆如梧桐子大，朱砂为衣。每服贰拾圆，食后、临睡，温酒或好茶吞下。此方是长安路上有人患风瘫痪，手足不遂，遇壹黄衣道士，云：何不服青州白圆子[1]加肆肉药。患者云：已服白圆子不效。何名肆肉药？因告曰：贰蛇、壹蚕、壹蝎，因与方得效，故名。此方道正名清迪传方，乃卢至道

---

[1] 青州白圆子：本书虽然两次提到，却没有收入此方。方载《和剂局方》卷一，由"半夏、川乌头、南星、白附子"四药组成。备参。

洞臻之高弟。

醒风汤 治诸风痰作，头目眩晕。

天南星去皮、脐，生用，肆两　防风去苗，贰两　甘草壹两，炙

右为㕮咀。每服伍钱，水两盏，姜拾片，同煎柒分，去滓温服，不拘时候。气不和者，加木香贰钱半；头面如虫行者，加全蝎壹钱。

治诸风伤损，**活血丹**。

草乌贰两半，生，去皮　地龙去土，半两　木鳖子贰拾壹个，去壳及去油用　川芎半两　五灵脂壹两半　荆芥穗贰两半　真没药壹两　通明乳香壹两　白胶香壹钱重　麝香半两

右为细末，以麝香滴水为圆如弹子大。每壹圆分为肆服，以生姜自然汁及薄荷汁同好酒磨化下。

六神散 治一切头风，无问三五十年正，患者一服立效。许尧臣方。

白术　白芷　苍术洗　甘草炙　川乌　草乌各生用，亦不去皮、尖，各等分

右件慢火焙干，为细末。每服壹字，食后以腊茶点下。此药宜先合下，壹月以外方好服。此关居士得之李绝庆，御药神妙方。

五将圆 治寒湿脚气，脚膝浮肿，脚弱沉重，抬不动，服之立效。

仙灵脾和枝叶用，壹两，细剉　牛膝去芦，壹两半，酒浸壹宿，焙干　生木瓜两个，括去穰　草薢壹两半，剉　金毛狗脊壹两，去毛，剉

右除牛膝外，用糖醋壹碗浸前肆味，遂旋倾入锅内，炒至醋尽为度，候干为细末。再以醋同浸牛膝，酒煮面糊为圆如梧桐子大。每服叁拾圆，冷酒吞下，空心、食前服之。许尧臣方。

行气木香散 治脚气，风气走痊、风寒湿气并皆治之。脚生细黄泡疮，形如湿癣，汁不干者极妙。

黄耆半两，蜜炙黄　桑白皮半两，蜜炙　木通半两，细剉　白术壹钱半　木香壹钱半　黑牵牛壹两，生

右为细末。每服壹钱伍，更初以温酒调下，随老、弱人加减服之。

乍苦此疾，壹服见效。许尧臣方。

七生圆　治头风，头昏[1]痰眩，诸风，喉闭涎潮等疾。

川乌半两，去皮　天南星洗　半夏洗　干姜　干葛　白附子　白僵[2]去嘴，已上各壹两，并生用

右为末，生姜自然汁为丸如梧桐子大，蛤粉为衣。每服拾圆至拾伍圆，生姜汤下，食前。

大醒风汤　治一切诸风卒中，涎潮痰厥，神昏语涩。李唐佐字尧卿传。

大附子生用，壹两　天南星生用，壹两　全蝎半两　防风贰钱半　川芎贰钱半

右㕮咀。每服叁大钱，水叁盏，姜柒片，煎至捌分，温服。

十味四斤圆　治肝肾气虚，腿膝无力，行步艰难，状如脚气。一切风气冷痹，并宜服之。

牛膝酒浸壹宿　天麻　宣木瓜　肉苁蓉酒浸壹宿，肆味各壹两　虎胫骨半两，剉作片子，涂酥炙令焦黄色　川乌头半两，炮裂，水浸，去皮、脐　乳香半两，别研入　没药半两，别研入　五灵脂半两　麝香壹钱，别研入

右件将柒味为细末，入别研药，壹处和匀，酒煮面糊为圆如梧桐子大。每服叁拾粒至肆拾粒，用温酒送下，食空，临睡服。

通顶散　初中风，口噤，人事不省者。先用此药搐之令醒，方用下项药。及治伤风，头疼昏眩，妙。

踯躅花壹分，黄者　水磨雄黄壹分，研飞　细辛半两

右叁味为细末，入雄黄同研匀。不省人事时，挑壹字搐入鼻中，即醒，涎出口开，便下一粒金丹[3]、醒风汤[4]等，依次第对证投之。

---

[1] 昏：原作"昬"。为"昏"之异体字，今改通行正字。后同不注。
[2] 僵：此后当脱"蚕"字。大阪本同。
[3] 一粒金丹：此方见《和剂局方》卷一。由大黑附子、大川乌头、新罗白附子、白蒺藜、白僵蚕、五灵脂、没药、白矾、麝香净肉、细香墨、朱砂、金箔组成。因以金箔为衣，每服一粒，故名"一粒金丹"。
[4] 醒风汤：方见本书本节上文。

蝎附散 治头风，头皮肿痛，两太阳穴疼，及头旋眼晕。

香附子炒，去毛，壹两　大川芎壹两　桂去粗皮，半两　蝎梢贰钱半

右件同为细末。每服贰钱，水壹盏，葱白贰寸，山茶少许，煎至柒分，食后服。

香芎饼子 治诸风头痛，增[1]寒拘急，脑昏掉眩，旋运欲倒，肢体疼痛，鼻塞声重，呵欠多嚏。又治目昏冷泪，赤脉弩[2]肉，及面黑䵟疵，头痒多白屑。赵良实传。

天麻壹两，去芦　芎劳伍两，净刷去土　吴白芷贰两

右捣罗为细末，炼蜜为圆，每壹两分作叁拾饼子，每服壹饼，茶汤任下，不拘时候。

十味剉散 治臂痛连筋，及骨举动艰难。此药亦补心益血，养筋生力。

当归贰两，去土洗涤，焙干　黄耆贰两，炙　白芍药贰两　芎劳壹两半，不见火　防风壹两半　附子叁两，炮裂，去皮、脐　白术壹两半　茯苓柒钱半　熟干地黄柒钱半，略洗净用，少酒熬令干，焙之　肉桂壹两，去粗皮，不见火

右件并修制了毕，然后秤之，㕮咀。每服肆钱重，水壹大满盏，生姜柒片，枣子叁个擘开，同煎至柒分，去滓，通口服，食后、临卧，日叁服。须温覆厚衣，畏寒去处。

大防风汤 专治上巅肿痛，乃是风寒气相搏克。

川芎壹两　防风壹两，炙　附子重捌钱者贰枚，炮裂，去皮、脐用　天南星壹个大者，约重贰钱半，生用　白术贰钱重　甘草叁钱重

右件为粗散。每服重肆钱，水壹大盏，生姜柒片，枣贰枚去核，葱白叁茎，煎及柒分，去滓温服。日进贰叁服，不拘时候。

治风瘨方[3] 治风瘨病久年，颠狂，羊声倒地，不省人事，或狂走，持刀不禁，此摧伏肝邪。

---

[1]增：据文义，此当为"憎"之误。
[2]弩：当作"胬"。
[3]治风瘨方：原无。据目录补。

蛇含石不以多寡，火煅玖次，醋淬至酥，研合极细。用狗胆取汁，圆如龙眼大，男子用雄狗胆，女子用雌狗胆。如过发时，以壹粒，人参煎汤磨下。每日服壹粒。

四时加减续命汤

麻黄去节　川芎　白芍药　羌活　杏仁去皮尖，麸炒，各壹两　附子炮，去脐、皮、尖，半两　防风壹两半　川乌炮，去皮、尖　甘草炒　人参焙　肉桂去粗皮，不见火　黄芩已上各叁分　当归肆两，酒浸壹宿，切，焙

右为粗末。每服贰大钱，姜钱叁片，枣壹枚，水壹盏半，煎至柒分，通口服，不以时候。春加麻黄壹两；夏加黄芩叁分；秋加当归肆两；冬加附子半两。风虚，加川芎壹两；失音，加杏仁壹两；燥渴，加麦门冬子、干葛各壹两；脚弱，加牛膝、石斛[1]壹两，身疼痛，加秦艽壹两；上气浮肿喘急，加防己壹两。

虎骨轻脚圆　治肝肾不足，经络受邪，腰脚重痛，手臂不仁，一切脚气之疾。石仲虚大夫方。

威[2]灵仙洗去土，秤贰两　苍术贰两，洗，焙　虎胫骨贰两，酥炙　没药壹两，研　草乌头贰两，汤浸两宿，焙干，以盐贰两炒令黑色，筛去盐

右伍味同为末，以筛下盐同打面糊为圆，如桐子大。酒下叁肆拾圆，不拘时候。

太阳丹　治头痛，感风气积，偏正夹脑，一切头痛，风壅痰盛，咽嗝不利。石大夫方。

石膏贰斤，别研　脑子贰两，别研　川乌大者壹斤，炮，去皮、脐　川芎壹斤　白芷壹斤　甘草壹斤，炙

右为末，水面糊圆，壹两作拾捌粒，矾红为衣。每服壹圆，细嚼，用荆芥、薄荷茶送下，食后、夜卧各壹服。

治风气壅盛，痰嗽不已，半身不遂，头目昏重，神思不清，

---

[1] 牛膝石斛：此后当脱"各"字。
[2] 威：原作"葳"。今据本书本节下文"木香松节圆"作"威灵仙"改，与《证类本草·威灵仙》合。后同不注。

蝎附圆。

半夏_{贰两，汤洗} 天南星_{壹两} 白附子_{半两} 白矾_{半两，生} 蝎梢_{贰钱，不炒} 朱砂_{壹钱，细研为衣}

右为末，姜糊圆如桐子大。食后，熟水下拾伍贰拾粒。

治风七灸法[1] 凡中风，孙真人防风汤用麝香、竹沥煎者尤佳，可于《千金方》中检之。盖治风不服续命汤，不为治风之法也。仍须访寻砭灸之法者，治之益佳。治风之法有七穴。

一百会穴、二耳前发际穴、三肩井穴、四风市穴、五绝骨穴、六曲池穴、七三里穴。

若有能针砭人，须会流注法补泻，方始有功。如不能，莫如且着艾灸七穴，依铜人经法点穴灸之。灸气海，不若灸关元叁寸。盖少阴、太阴、厥阴之经，一穴灸了三经，所以胜于他穴也。

又石先生云：此是脚气，亦令灸三里、绝骨之类，壹年叁次灸为佳，常令降气向下。或居僻无医，但于痛处灸之更宜。合《千金翼·脚气门》中。

治风青圆 常服之佳。青圆乃后面乌头、附子、麻黄三味是也。治风冷痹，腰脚疼痛，四肢无力，及筋骨拘急，不能行步。青圆方_{石先生传}。

附子_{叁两，劈破作叁段，炮裂} 川乌头_{贰两，依上炮} 麻黄_{去节，肆两}

右同为末，炼蜜圆如梧桐子大。每服叁贰拾圆，加至叁肆拾圆，酒或米饮下，不拘时候。

治下焦风虚，腰脚疼痛，冷痹，不任行李，**木香松节圆**。_{石先生方藏用}。

羌活_{壹两} 防风_{叁分} 五加皮_{叁分} 牛膝_{壹两} 桂_{去皮，叁分，不见火} 木香_{叁分} 附子_{壹两，炮} 酸枣仁_{壹两} 威灵仙_{叁分，酒浸} 丹参_{叁分} 虎胫骨_{壹两，涂酥炙} 萆薢_{壹两} 当归_{壹两} 松节_{壹两，剉} 川乌头_{壹两，炮}

---

[1] 治风七灸法：原无。据目录补。

右件同捣为末,炼蜜和圆如梧桐子大。每服叁伍拾圆,酒下,空心、食前。

治脚气,**木瓜圆**。鼓山升老。

好木瓜壹只,切去盖,除却子与穰。透明乳香壹两为末,入在木瓜内,将盖盖了,四边用竹针插定。银器盛,放饭上蒸烂为度,磁钵研细,入臼捣千百下,圆如桐子大。每服叁拾圆,空心盐汤吞下,日两叁服。

洗脚气方[1] 治脚膝无力肿痛,脚根[2]如砂石隐痛,或不能久立,宜用此淋洗药,神妙。石先生方。

顽荆[3] 荆芥 苦参 臭橘[4] 各半两

右件壹处以水壹桶子浓煎上半桶子。每用,先露出两脚指,不得湿著。用荆芥把子蘸药汁,自膝而下淋煤至脚根,候冷热得所后,用手淋。稍冷,即以厚衣盖覆。甚者不过叁上,立便愈。

神仙活络丹 治中风瘫痪,手足难举,筋脉拘挛,不能舒仰,口眼㖞邪,语涩神昏,经络凝滞,肌肉偏枯,四肢麻痹,时时抽掣。林巢先生。

草乌拾两,黑豆壹升同醋煮熟,去豆不用,日干 白芷捌两,焙干 木鳖肆两,去壳,细剉 黑牵牛捌两,炒 白胶香陆两,研 吴茱萸肆两,汤洗,拣,炒 五灵脂肆两,捶破,酒淘去砂石,慢火熬成膏子

右为末,酒煮稀糊,同五灵脂膏子搜和为圆如梧桐子大。每服拾圆至拾伍圆,空心、食前,温酒或盐汤下。

诸风预备续命汤 治大风,风邪入心,心痛连背牵痛,达心前后痛,上下往来,或大腹胀满微痛,一寒一热,心中烦闷,进退无常,面或青黄。皆是房室太过,虚损劳伤,交会后汗出,汗出未除,或因把

---

[1] 洗脚气方:原无。据目录补。
[2] 根:据上下文义,当作"跟",下同。
[3] 顽荆:据《证类本草·栾荆》引《图经本草》云"亦作顽荆"。
[4] 臭橘:据《证类本草·栾荆》引《图经本草》云"俗呼臭橘"。

扇，或因当风而成劳。五俞大伤，风因外入，下有水，因变成邪。虽是如此，然于饮食无退，坐起无异，至卒不知是五内受邪气故也，名曰行尸，宜预备此方。石大夫方。

麻黄陆分，去节　桂心　防风去芦　细辛去苗　芎䓖　甘草炙　芍药　人参　秦艽　独活去土　黄芩　防己　附子炮，去皮　白术各叁分

右拾肆味切，焙，为粗末。每服伍大钱，水贰大盏，姜伍片，肉枣贰个，煎取捌分，温服，日叁服。忌生葱、海藻、菘菜、猪肉、冰水、桃、李、雀肉等。

治偏头痛，夹脑风，攻注眼目，肿痛昏暗，及头目眩运，起坐不能，**天麻圆**。郎中于革方。

天麻壹两半　附子壹两，炮裂，去皮、尖　半夏壹两，滚汤荡洗玖次，去滑，焙　荆芥穗半两　木香半两，不见火　乳香壹分，研入　桂壹分，去粗皮，不焙　川芎半两

右件为细末，研匀，滴水为圆如梧桐子大。每服伍圆至拾圆，腊茶下，日叁服，食前。

治头风，**天香散**。福首座方。

半夏汤洗滑令尽，切　天南星洗，切　川乌去皮，切　香白芷洗，切

右等分，为末。每服抄肆钱，水叁盏，煎去壹半，入生姜汁半盏，煎至捌分，温服。此药专治远年头风，甚者只壹两服，永除根本。忌房事。

醒风汤　治左瘫右痪，口眼㖞斜，筋脉拳挛，手足无力，行步艰难。

附子壹只，生用，去皮、脐，切作棋子片　天南星生用，切作棋子片，秤半两用　白术半两　木香半两　乌药叁钱　白附子半两，生用　当归洗，半两　防风半两　白芍药半两

右同为粗末。每服肆钱，水壹盏半，生姜柒片，煎至捌分，去滓温服，不计时候。

乳香木瓜圆　治一切脚气疼痛，脚膝缓弱，行步艰难，不能屈伸。

常服二料，其效如神。徐侍郎方。

宣州大花木瓜壹个，切下顶子，如瓮儿相似，取核、穰　乳香半两　熟艾半两　茴香半两　青盐叁钱

右件药除木瓜外，其余肆味壹处捣成细末，入在木瓜内盖定，使竹钉合，用吹饼剂裹钉[1]，甑内蒸令熟。取出，不用面皮子，入砂钵内，再捣极细匀。看干湿得所，用好酒打糊稠糊为圆，如梧桐子大。每服肆伍圆，温盐酒下，空心服，日贰服。盐汤亦得。

丹方　治破伤风，中风欲倒者。

右以大鱼胶不以多少烧灰，细碾为末，每服贰钱，热酒壹盏，调药灌下。虽身体强直，手足厥冷，口内涎出，药到则亦能苏。

七乌圆　治风疾。

川乌　草乌各叁两，去皮、脐、尖，切作大片　乌药去心　何首乌各贰两，洗净　乌豆捌两，净拣　乌梅伍拾个，去核　皂角伍条，汤泡，去皮弦、核，不蛀者妙

右件剉碎，用好无灰酒贰大升，好米醋贰大升，浸壹宿。用瓷铫以慢火煮，候至川乌通红为度。如川乌未至通红，再添酒、醋煮。晒、焙干，为细末，醋煮面糊为圆，如梧桐子大。每服叁拾圆，食后茶、酒任下，渐加至肆伍拾圆。

头风药，**香芎散**。

木香不焙　麝香旋入　人参　芎䓖　羌活洗　脑子旋入　薄荷去梗　白芷　真细辛去苗　干姜炮　甘草炙

右拾壹味并为细末。此药无分两，目击其修合，只是旋得度。大率芎、羌活、细辛、白芷为多，木香、人参、甘草、薄荷粗少。自前肆味参分之二，干姜得其二分而已。脑子、麝香随意，但有芎、辛拾分之壹。记得合得拾余服，只买米脑贰百金，麝香如之。每服几抄肆伍钱，腊茶壹钱同调下。

---

[1]钉：大阪本同。疑为"定"之声误。

附子煎圆[1]　专治手臂无力，麻痹不仁，手足不随，风湿相搏，筋骨诸疾，痛不能举。

大附子壹个捌钱重，慢火炮裂，去皮、脐、尖，切作拾片，同生姜、米泔淹壹宿，去姜，薄片切，焙干　防风壹两　骨碎补半两，去毛，炒　汉防己　白术叁味各半两　乳香贰钱，研，旋入

右为细末，入乳香匀拌，好酒煮糊丸如梧桐子大。每服贰拾圆，加至叁拾圆，空心，食前，温酒吞下，日叁服。

没药圆　治诸风攻刺，骨节疼痛，及手足顽痹，举动无力。久患风人，常宜服此，大效。

蚕砂半两　虎骨酥炙黄色，半两　蜈蚣壹分，酥炙　木鳖拾肆个，去壳，去油　天麻半两　当归壹分，酒浸壹宿　牛膝半两，去芦　乳香壹分，别研　没药半两，别研　乌药壹分　白胶香壹分　川乌半两，炮，去皮、尖　干蝎壹分

右为细末，法醋作糊圆如绿豆大[2]，茶酒送下柒捌拾圆，不拘时候服。

川乌防风汤　治诸风湿痹攻注，骨节疼痛，手臂或时痹痛无力。

独活贰两半　半夏贰两，汤泡柒次　干葛贰两　甘草壹两，炙　桂贰两　干姜壹两，略炮　防风壹两半　川乌贰两，炮，去皮、尖

右为粗末。每服叁钱，水壹盏半，生姜伍片，同煎至捌分，去滓温服，食前，日可贰服。

治风虚，化痰，养五脏，除偏废，手足无力，**乌荆散**。

苍术半斤，米泔水浸壹宿，切片，微炒　乌头贰两，汤炮[3]，去皮、尖　半夏贰两，贰味生为末，极细，姜汁制过壹宿，日干　荆芥穗贰两　枳壳叁两，麸炒，去穰　当归贰两，洗，焙

右各为末。用北枣壹斤，捣生地黄汁浸壹宿，入灯心壹小把，取

---

[1]　圆：原为一字厥。大阪本同。今据目录补。
[2]　绿豆大：原书作"〇"，此即画了个圈表示大小。这个表示法，在印刷本中很难准确表达，今据原书圆圈的大小改。后同不注。
[3]　炮：据上字为"汤"，而下一味"半夏"后文又云"贰味生为末"，此字当作"泡"。

汁，于饭上蒸叁次，去皮同核，并灯心研枣膏为圆，如绿豆大。每服肆拾粒，薄苛、葱白、灯心点热茶下。

治口眼㖞邪，**蝎附圆**。

附子陆钱，生制　泽泻　生[1]蒡子　川芎　羌活去芦　半夏各半两，生姜壹两，同附子制两次　龙脑薄荷去梗，壹两　白僵蚕叁钱，炒，去丝、嘴　全蝎叁钱，去毒，醋洗，瓦上炒　甘菊叁钱

右为末，炼蜜为圆如弹子大。每服壹粒，葱白、薄苛热茶嚼下。

芎羌汤　调顺荣卫，去风正气。罗汉长老传贰方。

人参　白术　白茯苓　甘草炙　当归酒浸壹宿，焙　川芎　熟地黄酒浸壹宿，焙　白芍药　羌活　独活　细辛去苗　秦艽去土　桑寄生　牛膝酒浸壹宿，去芦　杜仲姜汁炙　防风去芦　桂心去粗皮　薏苡仁炒

右等分，碾为粗末。每服叁大钱，水壹盏半，姜叁片，枣贰枚，煎至捌分，去滓，通口服，不拘时，日叁服，或食前。

川独活汤　蠲除寒邪，益养血气。

川独活去芦头，须于羌活中拣是色黄者、节劲者是　当归去芦头，水洗净，焙干　白芍药　川附子大者炮裂，去脐、皮，切作片　白茯苓去黑皮　人参去芦头　桂心去粗皮　川芎　白术已上各壹两　甘草炙，柒钱半　防风去芦头，壹两半

右细剉，将附子拌匀。每服秤叁钱，生姜捌片，以水壹盏半，煎至捌分，去滓，空心、食前热服之。

沉香酸枣人汤　治肝血少不能涵养筋脉，手足无力，或麻木不仁。

沉香镑　酸枣人炒熟　人参去芦　白芍药　防风去芦并叉枝者　附子炮，去皮、脐　五加皮已上各半两　黄耆去皮　当归洗，去芦，各壹两　牛膝去芦，酒浸一宿　虎胫骨酥炙黄色，各柒钱半　桂肉去粗皮　甘草炙，各叁钱叁字

右为粗末。每服叁大钱，水壹盏半，姜钱伍片，煎至柒分，去滓，

---

[1] 生：疑为"牛"之形误。

空心、食前服。

小防风汤 治手足麻木不仁。

防风去芦并叉枝者　秦艽去苗并土　羌活　附子炮,去皮、脐,各壹两

右为粗末。每服叁大钱,水壹盏半,姜钱叁片,煎至柒分,去滓,入生地黄汁两合,再煎数沸服,空心、食前。

星附汤 治风虚痰作,头目旋运,神昏语塞,及痰厥头痛。

天南星壹个大者,重及壹两已上佳,炮　大附子壹个重九钱左右者,生,去皮、脐,切　人参壹两好者

右叁味并剉。分作玖服,每服水贰盏,姜钱拾片,煎至捌分,温服。

破痰镇心丹 治风痰及痫疾,神昏,言语错乱,忽然倒地。

黑附子炮,去皮、脐　白附子炮　半夏汤洗柒遍,切成片,姜汁浸炒　天南星

右件等分,为细末。每壹两末入细研朱砂半两,猪心血为圆如梧桐子大。每服叁粒或伍粒,浓煎人参、生姜汤下,食后、临卧。

大圣镇风丹 治中风瘫痪,涎潮不语,手足麻痹,痛痒不知,并皆治之。

川乌头炮,去皮、脐,肆两　附子炮,去皮、脐,肆两　晋矾坩锅内用炭火熬成汁,倾在砖上,候凝,取贰两　白蒺藜炒,去刺,贰两　防风肆两　五灵脂贰两　白附子肆两,生用　白僵蚕炒,去丝,贰两　朱砂研细,半两　没药贰两,别研　全蝎壹两,去毒,生用　麝香半两,别研

右件为末,熟汤细磨京墨成浓汁,和匀为圆如小弹子大,风干。每服壹圆,姜汁磨化,好酒壹盏,温服,不拘时候。此药用金箔为衣。

白附子圆 治风痰厥,头痛,目眩悸,语讷,胸鬲痰不快。

白附子炮　天南星炮　半夏汤洗柒次　旋覆花去梗　甘菊花去梗　天麻　川芎　陈橘皮去白　白僵蚕去丝、嘴,炒　干姜炮,已上各壹两　蝎半两,去毒,炒

右为细末,用生姜半斤取汁,打稀面糊为圆如梧桐子大。每服伍拾

圆，荆芥汤下，食后、临卧服。

寸金散 治风虚痰作，头疼不止，服之立效。

川芎　白芷　藿香叶　防风　天麻　人参已上各半两　雄黄三钱，研　地龙去土称，壹分　甘草炙，壹分　蝎炒，壹分

右为细末。每服半钱，用茶清调下，食后服。

锡蔺脂圆 治风寒湿痹，腿膝骨节沉痛无力，筋脉拘挛，手足缓弱，及治诸风瘫痪，并宜服之。刘郎中传。

天雄壹对，炮，去皮、脐　大附子壹对，炮，去皮、脐　糯米灰壹两　乳香壹两，研　锡蔺脂火煅柒次，醋淬，壹两　自然铜火煅柒次，醋淬，壹两　没药壹两，研　草薢壹两，酒浸　防风壹两　葫芦巴壹两，炒　破故纸壹两，炒　白僵蚕壹两，炒　草乌壹两，炮，去皮、脐　五灵脂壹两　骨碎补叁两，炮，去毛　白胶香壹两，研　白附子壹两，炮　天麻壹两　天南星壹两，炮

右为细末，酒面糊为圆如梧桐子大。每服贰拾圆，用温酒下。如疾在腰已上，食后服；如疾在腰已下，空心、食前服。

治手臂脚膝痛不可忍，举动艰难，履地不得，去诸风，**七宝散**。夏参议方。

藁本去土　荆芥穗　漏芦　蒴藋　斛叶　蔓荆子　荷叶各等分

右件为粗末，每用贰匙煎汤淋洗。如脚疼，洗了用衣盖之。

渗湿汤 除风冷，渗湿气，补脾肾，治四肢逆冷，手足麻痹，头项拘急，腹胁满闷，可思饮食。

苍术水浸，去黑皮　陈皮去白　华阴细辛去苗　厚朴生姜制　缩砂仁　肉桂不见火　附子炮，去皮、脐　干姜炮裂　肉豆蔻面裹煨熟，去面不用

右件等分，为粗末。每服叁钱，水壹盏半，生姜伍片，枣贰枚，煎至壹盏，去滓，空心通口服。如走注疼痛，先嚼核桃，次服药，大有神效。

沉香虎头骨散 治风寒暑温之毒因虚所致，将摄失理，受此风邪，经脉凝滞，血气不行，畜于骨节之间，或在四肢，或在腹背项下，肉色不变，其疾而昼静夜发，发即彻骨酸痛，乍歇乍作，如虎之啮，名曰白

虎病也。此药治之，止痛妙甚。

犀角屑　当归　赤芍药各柒钱半　牛膝去芦　沉香　青木香　虎头骨醋炙三肆遍，已上各壹两　槲叶壹两　麝香壹钱半，别研

右件同捣罗为细末。每服伍大钱，水贰盏，煎至壹盏，更别入麝香少许，再煎少时澄清，温服，不拘时候。如人行伍里，又进壹服，日叁服为佳。忌生菜、熟面、乔[1]麦之类。

九炼[2]神圣夺命活血丹　治男子、妇人扑打伤损，坠驴落马，内碎骨折，蛇伤狗咬，左瘫右痪，腹中瘀血，刺胁筑心，及血风劳，产后败血攻疰，四肢作肿。肿疾，血块，血鳖，水肿，痔漏，杖疮，一切疼痛并宜服之。

杉曲节叁拾贰两，醋浸壹季，炒令紫色　松曲节叁拾贰两，醋浸壹季，炒令紫色　桑柴炭叁拾贰两，火烧贰寸许，留性入醋蘸　乌豆叁拾贰两，不见火　川乌草乌各拾两，栗[3]草火炮　当归捌两，酒浸壹宿　栗楔[4]壹斤　乳香贰两　没药贰两　蝎脚手全者，贰两　地龙贰两，去泥

右为末，以上等好酒和药为丸，每丸陆钱重。每服壹丸，乳香壹粒黑豆大，无灰红旧酒半升同磨，煎两叁沸，倾出碗中，碟盖出汗，温服。仍以痛处就床而卧，以衣被盖出汗。忌一切毒物。女人诸疾，入当归末壹钱。此药久宜防家，以纱葛袋盛，挂净处。孕妇不得服。

治臂痛，**蝎梢散**。

白僵蚕　麻黄去节　蝎梢各壹分　蝉壳　防风　当归各半两　川乌头贰个，壹个去皮、脐，生用，壹个烧存性

右为细末。水调，鹅毛傅痛处。

木瓜圆　治肝肾风虚攻注，脚膝肿痛，或腰膝痛，立不得。

---

[1] 乔：当作"荞"。
[2] 炼：原作"练"，据目录改。
[3] 栗：疑为"粟"之形误。
[4] 栗楔：原作"栗枻（xì）"。枻：意为船舷或短桨，无"栗枻"药名；栗楔（xiē），《证类本草·栗》引《图经本草》云"栗房当心一子，谓之栗楔……治腰脚宜生食之"。据改。

牛膝去芦　苁蓉　干木瓜　何首乌　绵黄耆去芦　明白天麻

已上六味各拾两，除何首乌外，各薄切，用无灰酒壹斗浸柒日，吃酒尽，焙干。何首乌于木石臼内捣，其余碾为细末，为何首乌不犯铁罨。

金毛狗脊　川续断　萆薢已上叁味各贰两，日晒为细末　青盐贰两，研细　大木瓜叁枚，重贰斤上下者，去皮、瓤

右将大木瓜切开作盖子，除瓤，入青盐末，用纸裹烂蒸，研成膏子，拌前玖味药末，圆如梧桐子大。每服温酒、盐汤吞下叁拾圆，食前、空心贰服。如有年岁[1]人，入黑附子肆两尤佳。此药无毒，平补性温，常服通三焦，利五脏，益血补气。已服见效，如木瓜膏子少，即入炼蜜凑和圆之。

解气圆　治手脚顽麻，状如风候。李郎中传，常州吴登仕方。

续断净洗焙干　黄耆去芦头，净洗，作片子，焙干　杜仲削去粗皮、横纹，细剉，炒　茴香拣净，略炒　羌活去芦头，洗净，焙干秤　附子炮裂，去皮、脐　陈橘皮水浸半日，揉洗净，焙干秤，不去瓤　木香细剉，不得焙，俟末后旋入　川楝[2]剉，取肉，去核，炒令微焦

右拾味各净。用壹两，碾罗为细末，酒煮面糊，候冷搜和成剂，圆如梧桐子大，慢火焙干。每服肆拾圆，米饮下，食前。一方增乳香、没药各半两别研入，芎、独活各壹两。

天麻酒浸药　治脚痛。

黄耆去芦头　天麻　防风去芦头　熟干地黄　当归去芦头　桂去皮　萆薢　牛膝去芦头

右并㕮咀。各秤壹两，用生绢袋中盛讫，置清酒壹斗内，春秋浸柒日、冬拾日方可取饮。每温饮壹两盏，空心、食前。其药袋只顿在酒缸内，候饮件酒尽方不用，准前别事持新药上，再浸服。李举之同陈元枢出疆，传陈，用之颇效。

---

[1] 岁：原作"幾"。大阪本同。文义不通，疑为岁（歲）之形误，据改。

[2] 楝：原作"練"。据《证类本草·楝实》引《图经本草》云"楝实……以蜀川者为佳"改。

法炼皂角煎圆 治丈夫、妇人一切风毒，麻风燥痒，白癜风，涕唾稠黏，游风瘾疹，遍身疮癣疥癞不绝，肾脏风毒，攻注生疮，痛痒不止。但是风毒，并皆治之。如年老风秘，五藏结涩不通，即用。多服常服，流行经络，搜风顺气，明耳目，润皮肤，四季不生诸风疥癞等疾。

何首乌壹斤　皂角去皮弦用，酥炙，不蛀者　苦参　荆芥　白鲜皮去心，已上各半斤　草乌头半斤，用黑豆半升水浸，煮令干为度，去黑豆，切作片子，焙干　防风　曼荆子　天麻　皂李子　丹参　白牵牛　黑牵牛炒，已上各伍两　大瓜蒌伍个　槐角用蜜炒　赤芍药　菊花已上各肆两　家薄苛　川羌活　独活　新罗白附子　川芎　防己已上各叁两

右贰拾叁味焙干，为细末，用醋糊为圆桐子大。每服叁拾圆至肆拾圆，茶、酒任下。忌发风毒物。

放杖圆 治男子肾脏博风邪，以致下疰，脚膝生疮，痒痛不可忍，或有脓水，皮肤渐黑，转甚入脑户，令眼暗漠漠，视物不明，渐至浑身搔[1]痒，寝卧不安，兼治痔漏下血、脚气等疾。陈都承。

仙灵脾壹两半，连根细剉用　白萆薢壹两半，白色乃雄者　木瓜壹两　金毛狗脊壹两半，去皮净秤，脊有骨而成节者乃是雄

右件肆味，用糟醋半升，煮令干为度。取出，焙燥，捣罗为末，醋糊为圆如梧桐子大。每服肆伍拾圆，茶汤或温酒、米饮、熟水下，不拘时候。此药无所忌，久服令人乌髭明目。

延年夺命汤 治风疾，无故四肢不举。顷有李判官知潭州弋阳得疾，庞共叔传此药服之，一日左手举，二日右手举。顿服之乃能起，至今常服，病更不发，大有神效。中年已上宜服，求无风疾。

木香炮　附子去皮、脐　川芎　人参　当归　防风　甘草炙　麻黄去节　独活　黄芩　芍药　细辛　沉香　桂心　杏仁去皮、尖　川乌头炮，去皮、脐　生干地黄　熟干地黄

---

[1] 搔：当作"瘙"。

右拾捌味等分，同粗末。每服叁钱，水壹大盏，生姜伍片，煎至柒分，温服，空心、食前。

伤寒 中暑附

神捷解肌汤 解利四时伤寒及初觉，不问阴阳，二证皆可服。李驻泊方。

紫苏肆两，去梗 陈皮肆两，洗 香附子肆两，去毛，炒 甘草肆两，炙 苍术肆两，米泔浸炒 川升麻肆两 干葛肆两半 芍药肆两 柴胡肆两半，去芦秆 藁本肆两，去芦秆 厚朴肆两，以生姜叁两制 桔梗肆两 桂枝肆两半

右拾叁味㕮咀。每服叁钱，水壹大盏，姜伍片，葱连须贰根，同煎柒分，去滓，通口服，不拘时候。如伤风，发热头痛，连进叁服。

六和汤 治中暑伤冷，霍乱吐泻，烦燥[1]多渴，暑月宜服。

白茯苓 木瓜 半夏汤洗柒次 厚朴姜制 白扁豆炒 杏仁去皮、尖，炒 紫苏叶 香薷 甘草炒 缩砂仁

右拾味等分，为剉末。每服叁钱，用水壹盏半，姜钱叁片，枣壹个擘破，同煎至柒分，去滓，食前服。

治丈夫、妇人百劳寒热及四时伤寒壮热，大人、小儿骨蒸，寒热进退，并皆治之，加减服食，**地骨皮散**。

地骨皮去土并骨 枳壳汤浸，去穰，切，麸皮炒 知母切 秦艽[2]去芦 柴胡去苗 鳖甲去裙，醋炙黄 川当归切

右件柒味等分，好酒浸壹宿，焙干为粗末。每服贰钱，柳枝取贰寸，乌梅壹个，生姜贰片，水壹盏，煎柒分，去滓，空心服。

神术散 治伤寒风邪所乘，头疼，四肢拘急。

苍术壹斤，米泔浸壹宿 藁本肆两 甘草肆两 川芎肆两

右为末。每服贰钱，水壹盏，生姜叁片，同煎柒分，汤点亦得。才

---

[1] 燥：当作"躁"。后同。
[2] 艽：原作"膠"。今据《证类本草·秦艽》引《神农本草经》作"秦艽"改。

觉头疼，连进叁贰服，被盖出汗，立愈。

治寒热，**生熟饮子**。

厚朴_{方圆贰寸}　草豆蔻_{贰两}　甘草_{贰寸}　肉豆蔻_{壹个}　生姜_{贰块}

右件已上半生半熟，分作贰服，水壹大碗，煎至壹盏，临发日服。未效，再于当发日进壹服。

真武汤　专一发散四时不正之气及伤寒未分证候，疮疹欲出未出，并宜服之。又疗脾寒似疟，朝[1]热往来，状如骨蒸。久而耳黯唇青，面色黎[2]黑，口苦舌干，四肢倦怠，饮食无味。_{许尧臣传，高宗卿舍人方。}

苦桔梗　荆芥穗　薄荷叶　紫苏叶　干葛　甘草节　瓜蒌根　牛蒡子_{各等分}

右八味并无制度，同为粗末。每服叁钱，水壹盏，煎至柒分，去滓，不拘时候温服，日进叁伍服。

辨沙病论　江南旧无，今东西皆有之，原其证医家不载。大凡才觉寒栗似伤寒，而状似疟，但觉头痛，浑身壮热，手足厥冷。乡落多用艾灸，以得沙为良。有因灸脓血迸流，移时而死者，诚可怜也。有雍承节印行此方，云：初得病以饮艾汤试，吐即是。其证急用五月蚕蜕纸壹斤，碎剪安碗中，以堞盖密，以汤泡半碗许，仍以纸封堞缝，勿令透气。良久，乘热饮之，就卧，以厚衣被盖之，令汗透便愈。如此岂不胜如火艾，枉残害人命，敬之信之。_{许尧臣方。}

羌活散　治阴阳伤寒，两证未辨，身热或不热，遍身有汗无汗，拘倦沉重，少力恍惚，此证风虚也，羌活散主之。

羌活_{壹两}　防风_{去芦，半两}　川芎_{半两}　牡丹皮_{半两}　当归_{去芦，半两}　汉防己_{半两}　甘草_{炙赤，剉，半两}

右㕮咀。每服叁钱，水壹盏半，生姜叁片，煎取捌分壹盏，去滓温

---

[1]朝：通"潮"。
[2]黎：疑作"黧"。

服，不拘时候。忌荤叁日[1]，阳证忌荤半年。

石家普救散 解利夏月伤寒，及治中暑，霍乱吐泻，并皆宜服。

苍术伍两　制厚朴叁两，炒　香薷去土，叁两　陈皮叁两　甘草炙，壹两半

右为细末。每服叁钱，入姜、枣，水壹盏，煎至柒分，温服。盐点亦可。

劫劳散 治男子、妇人浑身劳倦，肢体疼痛，伤风头疼鼻塞，举止无力。如欲发汗，添麻黄去节同煎，服之有汗出，立效。

粉草壹拾伍两　陈橘皮壹斤，去穰　苍术壹斤半，米泔浸壹宿，切，以麸炒　前胡壹斤，洗，剉，焙　桔梗壹斤半，剉，焙　京芎半斤　麻黄伍两，连节用，去根　白芷壹斤，剉，焙　白姜半斤，炮，切　桂半斤，不见火　葛粉壹斤　茴香陆两，炒　羌活叁两，剉，焙

右件为末。每服贰钱，入乌梅半个，水一盏，煎陆分，不拘时候。

冰玉散 活中暑极妙。

白面捌两　甘草壹两，炒　生姜肆两，切作骰子段，将白面壹处拌匀，晒干，炒略黄

右为细末，冷水或热汤调下。

治心经搐伏暑气，时觉烦燥面热，**人参香茸散**。

白茯苓半两　人参半两　香茸[2]穗叁分　甘草半两，炙　紫苏半两　陈皮去白炒，半两　山药半两　木瓜半两　白术壹分　泽泻壹分　大半夏百沸汤泡数遍，切作片子，用生姜自然汁煮软焙，半两

右件捣为粗末，每服伍钱，水壹盏半，姜伍片，枣子壹个，煎至捌分，去滓温服，不拘时候。

谢直阁知四明，**施疟丹**。

附子壹两，炮，去皮、脐　朱砂半两

右为细末，和匀，以半夏曲末为糊圆如桐子大。发日面东，取气壹

---

[1] 日：大阪本作"口"。据后文，疑为"月"字形误。
[2] 香茸：据《本草纲目·香薷》引《食疗本草》别名作"香茸"。

口，以井花水吞下壹圆，默想药至丹田。

青蒿饮子 治中暑，心中躁闷，身体发热，烦渴，及疟疾但热不寒，并宜服。

青蒿子　恒山 酒浸壹宿，慢火炒干　赤芍药　乌梅肉　甘草 生，已上各半两

右为粗末。每服叁钱，水两盏，煎至柒分盏，去滓温服，空心、日午、临卧各壹服。

如是疟疾，空心壹服须是隔夜煎了露壹宿，来日空心服。

治气

治气沉香饮子 治一切气疾。

紫苏叶 壹两　人参　白术　白茯苓 各半两　甘草 叁钱，炙　木香　陈橘皮 去白秤，各壹分　沉香　诃子肉　半夏曲 各半两　京三棱 叁钱，火煨，切

右㕮咀。每服叁钱，水壹盏半，姜、枣同煎至捌分，热服两服，滓并煎壹服，不拘时候。

人参平胃散 石仲虚大夫方

人参 壹两　茯苓 壹两　厚朴 半两，制炒　陈皮 叁两　苍术 叁两，炒　甘草 壹两，炙

右同为细末。每服贰钱，水壹盏，生姜叁片，枣子贰枚，同煎至柒分，热服，空心、食前。

木香分气圆 消食化气，坠痰，治中酒恶心，胸膈不快。石大夫方。

木香 壹两　姜黄 壹两　缩砂仁 壹两　白豆蔻 壹两　白附子 壹两贰钱，炮　丁香 壹两半　甘草 肆两，炙

右同为细末，水浸蒸饼圆如鸡头大。每服壹两圆，细嚼白[1]下。

---

[1] 白：大阪本同。此后疑脱"汤"字。上科本有"汤"字，未出校记说明。

思食大人参圆 石大夫方

吴白术贰两半　人参贰两　白干姜半两,炮　附子炮,去皮,壹两　干山药贰两　甘草壹两半,炙

右为末，蜜圆如鸡头大。每服三圆，水壹中盏，入枣子贰个擘破，同煎至陆分，温服，空心、食前服。

附子荜拔圆　治脏寒脾泄，腹痛肠鸣，水谷不化。石大夫方。

荜拔陆两　干姜陆两,炮　附子伍两,炮,去皮、脐　良姜陆两　胡椒贰两　肉豆蔻肆两,煨　诃子叁两　桂叁两,去皮

右为末，醋糊圆如梧桐子大。每服叁拾圆，用米饮下。

人参开胃汤　即《全生指迷》中"腹胀门"调中汤。顷石大夫润肠汤，乃是此方内加大黄少许，煨熟入用，治腹胀，两胁刺痛，大便不利，心胃痞闷。

厚朴捌两,炒　枳壳陆两,炒　桂肆两

右同㕮咀，每服叁钱，水壹盏半，煎至捌分，去滓通口服，不拘时候。又一方用半夏肆两，甘草贰两。

荜澄茄散　治中寒胃冷，胸膈不快，心腹撮痛，泄泻，及治脾虚，面目浮肿。

荜澄茄壹两　厚朴壹两,姜制　陈皮半两,去白　甘草壹两半,炙　茴香半两,炒　乌梅壹两,取肉　神曲壹两半,炒　藿香壹分　丁皮壹分,不见火

右为细末。每服二钱，水壹盏，生姜叁片，同煎至柒分，热服，空心。入盐汤点服亦得。

翻胃汤　治反胃呕吐，胸膈不快，食即经宿吐出酸臭。石大夫方。

茯苓贰两　厚朴贰两,炙　陈皮壹两半　白术壹两　人参壹两　吴茱萸壹两,炙

右㕮咀。每服伍钱，水贰盏，姜、枣煎至捌分，去滓，通口服，不拘时候。

丁香神曲散　健脾和胃，消酒进食，宽胸快气。石大夫方。

神曲伍两，炒　　麦蘖[1]叁两，炒　　甘草叁两，炙　　陈皮叁两　　干姜叁两　　乌梅叁两，去核　　茴香贰两，炒　　檀香壹分，不见火

右为细末。入盐点服之，空心、食前。

趁痛汤　治气滞不散，攻刺，胁肋疼痛及走疰气痛。石大夫方。

当归　　芍药白者　　吴茱萸　　桂去皮，不见火　　人参　　大黄煨　　甘草炙　　枳壳各肆两　　茯苓贰两　　干姜陆两，炮　　附子肆两，炮，去皮、脐

右㕮咀。每服伍钱，水贰盏，生姜伍片，同煎至捌分，去滓，通口热服，不拘时候。

石家丁香开胃圆　治脾胃虚弱，停积宿冷，食不克化，呕哕清水，见食恶心，肌体羸瘦，倦怠困乏，起居无力，并宜服此。

丁香壹两　　丁皮好者，壹两　　好良姜壹两，油炒

右为末，蜜圆如弹子大，细嚼，白汤下壹圆。

大良姜圆　治中寒胃冷，心腹撮痛，呕吐泄泻。石大夫方。

高良姜剉碎，洗去土，肆两，炒　　白干姜贰两半，炮　　丁皮壹两半　　桂去粗皮，壹两，二味不见火　　甘草壹两，炙

右同为末，炼蜜圆，每两分作拾贰粒。每服壹圆，细嚼，生姜汤下，食前。

积药麝香圆　江谏议方

川巴豆壹两，去壳、膜并心，米醋煮，研细，新瓦上去油　　槟榔叁个　　沉香半两　　青橘皮壹两，去穰　　木香半两　　附子壹两，炮，去皮、脐　　丁香半两　　硇砂半两，米醋浸，用面为糊　　乌梅贰拾壹个，取肉　　舶上硫黄半两，飞过　　辰珠[2]壹分　　麝脑[3]各壹分

右为末，后入脑、麝，研令匀，用硇砂糊为圆梧桐子大。如要取上部积滞，用蝎半两、山茵陈贰两，贰味为末，用葱姜酒调下贰钱，吞下

---

[1] 蘖：原作"蘖"。据《证类本草·大麦》引《药性论》云"大麦蘖……能消化宿食"改。后同不注。

[2] 辰珠：即辰砂，亦即辰州丹砂。又称朱砂，或珠砂。

[3] 麝脑：为麝香与龙脑香之合称，故云"各一分"。

前药叁圆，临时量人虚实加减服。

男子劳疾，猪胆酒下。

女人膈血，桂心酒下。

翻胃，随食下；冷痃癖气，姜汤下。

腰膝疼，醋汤下；咳嗽，皂角汤下。

下元冷秘，汉椒汤下。

血块，京三棱酒下。

女人四季宣转[1]，醋汤下。

死胎在腹，桂末一钱，水银少许，热酒调下。

小儿惊风，干蝎汤下。

十般水肿，大麦同甘遂汤下。

寒疟，大蒜汤下；风气痔疾，炒黑豆淋汁下。

霍乱，井花水下；寸白虫，芜荑[2]汤下。

蛊毒，糯米同羊乳酒下。

肌肤燥痒，荆芥汤下。

中风口眼㖞斜，羊骨煎酒下。

脾中冷积，干姜汤下。

四季宣导，冷茶清下。

顽麻风，童子小便和酒下。

阳毒伤寒，麻黄煎汤下。

阴毒伤寒，暖酒下。

心痛，木瓜酒下；打扑，蟹酒下。

大便不通，冷茶下；久痢，甘草汤下。

女人血气，艾醋汤下。

产后诸疾，热酒下。

---

[1] 四季宣转：与下文"四季宣导"同义。
[2] 芜荑：原作"无夷"。今据《证类本草·芜荑》引《神农本草经》作"芜荑"改。

一切疮肿，黄耆汤下。

小儿疳气，黄连汤下。

小肠气，炒茴香汤下。

血气潮热，当归酒下。

红豆圆 治一切冷气，男子、女人心胸刺痛，呕逆恶心，心腹痛，泄泻，伤酒及女人血气刺痛。

红豆 沉香 良姜炮 胡椒 白豆蔻去壳，各贰两 木香 荜拔 益智去皮 干姜炮 缩砂去皮，各壹两 陈皮 甘草炮 肉桂去粗皮，各肆两 厚朴[1]

右为末，炼蜜圆如小弹子大。姜盐汤嚼下壹圆，女人心痛醋汤下，不拘时候。

治噎紫桂圆 夫人有五噎，一气、二忧、三食、四劳、五思，此五者皆由阴阳不和，三焦隔绝，津液不行，此方偏治之。又噎气及宿食不消，腹胀不能食，冷物伤脾胃，服之立效。林巢先生方。

官桂伍两 诃子皮贰两，煨 干姜叁两，炮 甘草壹两，炙 茯苓壹两 人参壹两 白术叁两，麸炒

右为末，炼蜜圆如梧桐子大。每服贰拾圆，温酒或米饮下，姜汤亦可，食后、临卧。

荜澄茄圆 治气滞脾虚，阴阳不升降，心脾作痛不可忍者。

丁香半两 附子柒钱，炮，去皮、脐 沉香 胡椒贰钱半 半夏贰钱半 乳香研 人参半两 肉豆蔻面裹煨 荜澄茄各贰钱半 木香叁钱

右为末，酒糊圆如赤豆大。每服贰拾圆，姜汤吞下，食后、夜卧服。

沉香流气饮 治血气壅滞，胸膈痞塞，中满气喘。

沉香壹两 紫苏壹两 桑白皮壹两，向东取根炙 白术壹两 诃子半两，去核 白芷半两 当归半两，切，焙 芍药半两，剉 陈橘皮叁分，去白，焙干

---

[1] 厚朴：原书未出剂量。大阪本同。

大黄半两　干葛半两　草豆蔻半两，生用　五味子半两，去梗　青橘皮半两，去穰　桔梗半两　肉桂半两，去皮，怀干[1]　黄耆半两，洗切焙　枳壳半两，麸炒去穰　汉防己半两　木香壹分　连皮大腹叁分，姜汁浸大腹子壹宿，毛壳不浸

右为粗末，细竹筛过，每服贰大钱，枣一个，姜叁片，水壹盏，煎柒分，去滓温服。如喘加马兜铃半两剉入，妇人服之尤佳。

治脾痛，**乌鸡煎**。

沉香壹分　木香半两　舶上茴香半两　青橘壹两，净洗　白姜壹两　良姜壹两　宣连半两　巴豆壹两，去心及油　硇砂壹钱，飞过　阿魏壹钱　螺蛳壳壹两，煅过　朕叶灰[2]壹两

右用乌鸡壹只重斤者，去肠及毛了，入药在内。又用糯米壹升半，炊作饭，拌令成颗，却包鸡在内，又用黄泥包了，用炭煅令香熟。候冷取出，去泥。及糯饭焦者去之，不焦者用和鸡肉及药，同一处捣，去鸡骨擘开，焙干，捣罗为末，用好酒糊丸如梧桐子大。每服贰拾圆至叁拾圆，空心及临卧用，温酒、盐汤任下，微泻冷积不妨。

气宝散　治气虚不足，形体怯弱，胸膈痞闷，不思饮食，噎塞。

沉香半两，日晒燥，不见火　丁香半两，不见火　木香半两，面裹略炮　白术壹两，炒　白茯苓壹两　藿香叶壹两　厚朴梓州者，姜汁制壹宿，次日炒燥，壹两　甘草叁分，炙　乌梅壹两，去核

右件拾味[3]同为细末，每服贰钱，水壹大盏，生姜伍片，肥枣贰枚，煎至柒分，温服，空心、食前，日叁服。如手足厥冷，头目旋晕，胸满气噎，痰气上盛，呕逆，加以半夏曲、附子各壹两。

桂香圆　治气膈、食膈、忧膈、冷膈、热膈，痞塞不通，宿食不消，或霍乱吐泻，腹胀。

---

[1] 怀干：一种炮制方法。即将药放在怀中，以人体的温度使它干燥。
[2] 朕叶灰：无此药名。考《三因极一病证方论》卷十八乌鸡煎，药有出入，然有"荷叶灰"一味，疑"朕叶"乃"荷叶"之误。
[3] 十味：此方实为9味药。

桂心　干姜　槟榔　甘草炮　人参　茯苓　细辛　诃子炮，去核　枳壳麸炒，去穰　白芍药　白术

已上各等分。右为末，炼蜜圆如桐子大。每服贰拾圆，空心温酒嚼服。

三倍散　治心痛立效。

丁香半两　石菖蒲壹两半　胡椒壹两

右为细末。每服壹大钱，醋汤调服，人行五里未止，再服。

立效散　治心痛立效。

姜黄　青橘皮等分

右为细末，淡醋汤调下。

姜合圆　治胸膈不利，吐呕不止，快脾气，神效。

附子壹个，开作瓮子，纳硇砂贰钱在内，用湿纸裹煨，纸干去纸，研为末，次入丁香壹两　木香壹两　陈皮　青皮各贰分　厚朴去粗皮，制，贰分　人参壹分　白术贰分　肉豆蔻贰分

右为细末，生姜糊圆如小弹子大。每服壹粒，用生姜壹大块切开作合子，纳药圆在内，以湿纸裹煨，纸干去纸，细嚼，米饮空心下。

万安圆　治一切风劳冷气，心腹胀满，脐下刺痛，口吐清水，痃癖气块，男子肾脏风毒，脚气冲心，四肢浮肿，头旋目晕，胸膈胀闷，痰涎并盛，临卧用橘皮汤吞下叁拾圆，来日微利为度。如未全愈，则每夜更服拾圆，觉安便止。浑身壮热，四肢疼痛，狂言见鬼，此是阳毒伤寒，经叁日后以熟水吞下叁拾圆。妇人血海不调，积年血块，小腹冷疼，五心烦热，呕吐涎沫，不进饮食，紫苏汤下。饱闷不消，腹泄不止，温酒下。食毒，痈疽发背，一切疮肿，及南方沿海之地，居处卑湿，冬温春寒，夏凉秋热，多致瘴疾，或发寒热，霍乱吐泻，或尸厥卒暴，或偏风，手足不遂，十种水气，赤白泻痢，咳嗽气喘，发疟连年不愈，大便秘涩，食癖发黄，诸般疼痛，气不宣通，并用橘皮汤下。水肿，槟榔末调水下。小儿七岁，五般疳气，肚大腹胀，胸满气急，食后姜汤下伍柒圆。酒积、酒伤，以酒吞下。

木香半两　槟榔贰两　人参半两　附子炮了秤，壹两　陈皮半两　干姜贰钱半　大黄半两，煨　厚朴制了，半两　荆三棱煨软，贰钱半　川芎贰钱半　独活贰钱半　羌活贰钱半　桂皮贰钱半　赤芍药贰钱半　肉豆蔻叁个，生用　黑牵牛子壹斤，生晒焦[1]，碾，取粉肆两止，余不用，别一处末，入众药

右为细末。众药末使壹两，外秤牵牛末贰两入药末内，炼蜜为丸梧桐子大，服食如前。此方许尧臣传旧日卢大寿太丞方。

补脾圆　治脾胃素弱，中焦积寒，寒则气收，聚而中脘痞满，喜唾而善噫，不思饮食，若寒凑于下焦，则气不禁固，而大便频数，并皆主之。

厚朴壹两，生姜制　附子壹两，炮，去皮、尖　赤石脂壹两　干姜壹两，炮　肉豆蔻壹两，面裹煨　荜拔壹两　白术壹两　麦蘖半两，炒　神曲半两，炒　诃子肉半两

右同为细末，醋煮面糊为圆如梧桐子大。每服伍拾圆，米饮送下，食前。

实脾圆　治脾虚挟冷，多痛易滞，燥之无益，攻之不可，惟中和药理之则愈。

白术　乌药吕云：略炒　茴香炒　人参　陈皮去白秤　黄耆蜜炙　神曲炒　白茯苓　五味子去梗　生姜洗净，切片，焙干秤

右拾物等分为末，白面糊圆如梧桐子大。每服叁拾粒作壹服，食前热米饮下，食后生姜汤下，久服大效。狼山方。吕绍先云：更加缩砂壹味，尤奇。

治疟疾生刿散　奇甚，疗脾寒山岚瘴气。

梓朴长伍，寸阔壹寸，去皮　大青洲枣伍个　甘草伍寸，炙　草豆蔻仁伍个　生姜壹块如核桃大

右㕮咀，作壹服，水贰碗，煎至捌分壹碗，去滓，俟当发五更初，

---

[1] 焦：原作"燋"。燋jiāo，多义。此处义同"焦"，他义均不通。据改。

通口作壹服。服尽至午末[1]间，利下白脓，乃冷积也。

沉香消胀圆 暖食药。

沉香　胡椒　丁香　枳壳麸炒,去穰,各壹两　槟榔半两

右末之，面糊圆如桐大[2]。每服贰拾圆，木香汤下，食后、临[3]服。

流气饮子 通流荣卫，宣导风热，匀经络，凉血脉，消痰壅，滋润大肠。

黄耆蜜炙　桑白皮蜜炙　陈皮去白　甘草炙　当归去芦　木通　连皮大腹　紫苏连嫩枝梗　人参去芦　赤芍药湿纸裹煨　肉桂去粗皮,以上各壹两　大黄湿纸裹煨,半两

右为粗末。每服叁钱，水壹盏，姜钱叁片，枣壹个擘开，同煎至柒分，去滓温服，日贰服，午后、临卧。

四君子圆 治大人、小儿脾胃受湿，食不克化，停积中脘，吐逆恶心，脏腑滑泄，常服消食，化滞气，进美饮食，厚肠胃，充肌体，悦颜色。

缩砂仁　乌梅肉焙干秤　陈皮去穰　诃子纸裹煨,去核

右等分为末，煮好大肥枣为圆如梧桐子大。每服肆拾圆，枣汤下。

丁沉香圆 治妇人、男子一切气不和，心腹痓闷气胀，胸膈噎塞不利，久积冷气，或时攻冲，脾胃气逆，并不思饮食，霍乱不止，脏腑滑泄，酒食所伤，酸心不消，冷痰并多，大效。

甘草炮　官桂去皮　沉香　丁香　木香　槟榔　诃子炮,去核秤,已上各半两　人参壹两半　白术肆两,剉碎,炒令黄色　面姜[4]半两,炮　肉豆蔻半两,面裹煨　青橘皮去穰,半两　白豆蔻去皮,半两

---

[1] 午末：古代计时，指中午11点至13点。
[2] 如桐大：大阪本同。上科本作"如梧桐子大"。因其未出示底本版本，无法核实。
[3] 临：据本书其他方药的服法惯例，此后疑脱"卧"字。
[4] 面姜：南宋医方书偶见此名。明《普济方》亦引"川面姜"数次，且或须"炮"过用。观其可代干姜，疑为一种栽培姜类植物。

右件壹拾叁味为末，炼蜜为圆如小弹子大。每服壹圆，生姜汤嚼下。

治水气神妙圆[1]　手掌平，脐平，脚底平，体虚肚胀，此是伍证内有一证，皆可服治。

红枣仁　官桂去粗皮，不见火　白茯苓

右叁味各等分，生用为细末，每服贰钱末，白沸汤点吃。切须忌盐壹百贰拾日，吃盐者死。小便多是效。

黄婆弹圆　治体虚脾弱，不食呕逆，下利消瘦。

肉豆蔻　草豆蔻各伍个　甘草半两，炙　老姜贰两　厚朴壹两

右除生姜外，为细末入臼。方下，切细生姜，捣成团，圆如弹子大。每服壹圆，水壹盏，煎陆分，去滓，空心温服。

破气散　治男子、妇人一切气不顺攻刺，及虚肿不退，翻吐不止，不进饮食，并皆治之。

沉香　人参　茯苓　甘草炙　大黄蒸　木通　通草　连皮大腹子炒　肉豆蔻煨　当归　白术　赤芍药　桔梗　紫苏叶　肉桂去皮　陈皮洗焙　桑白皮蜜炙

右各等分，为粗末。每服贰大钱，水壹盏，姜叁片，枣子柒枚，煎柒分，去滓服。伤寒嗽，加麦门冬煎。又治小儿疳劳，骨蒸热，虚汗[2]，肢体疲瘁，可进饮食。四肢倦怠，腹急疼痛，服之最妙。

生姜开胃圆　治胸膈不快，心腹闷，气痛等疾，及治水蛊。

阿魏贰钱半，用水调面壹匙，和成饼，炙令熟为度　生姜半斤，切成片，用盐壹两淹壹宿，取出焙干　蓬莪术半两，用水调面裹煨　京三棱半两，生用　益智壹两，生用　木香半两，生用　缩砂仁半两，生用　香附子二两，生用　陈皮二两，生用　甘草半两

右件为细末，用水泡油饼为圆如鸡头大，朱砂为衣。每服伍圆，细

[1] 圆：原脱。据目录补。
[2] 汗：原作"汁"。大阪本同。据文义改。

嚼，白汤下，不拘时候，孕妇不得服。

陈橘皮煎圆[1] 紫微山道士吕玄光进。

臣久居山薮，隐道[2]岩间，学道求仙，餐霞服气，积有年矣。仙道未成，觉身染疾，渐渐羸瘦，命悬系发，耳聋眼暗，手足俱挛，发白如银，形体枯悴，夜卧多起，骨格疼痛，夜梦鬼交，上气咳嗽，饮食不进，腹胀膨闷，坚硬如石，若坐，须两手扶物，方始起得。初服神方，由未少损，臣重寻方录，披览丹经，检寻名方壹千余卷。唯有陈橘皮煎方，功之极妙，都使捌味，以酒煎成。若服壹剂，颜如童子，色如莲花。又再服之，发白重黑，气若云奔，四肢轻健，五脏安和，万病俱损。有此神效，不敢隐秘，用药如后。

陈橘皮水浸软，刀子去穰，日干，别为末，秤半斤 当归酒洗，焙干 厚朴姜汁涂炙 桂心 川附子炮，去皮、脐 草薢切，焙 干姜炮 京三棱湿纸裹，火煨，切片子，已上各肆两

右除陈橘皮末外，将余柒味为细末。用清酒壹斗于银锅内，先将陈橘皮末共酒壹处同熬，旋旋用柳枝子一向搅壹仟余遍，令药似饧汁模样。候冷，即入诸药，拌搜匀为圆如梧桐子大。每服叁伍拾圆，用温酒或姜汤下，空心、晚食前服。

思食圆

神曲玖钱，炒 麦蘖陆钱，炒 人参贰钱 干姜贰钱 乌梅肉伍钱 甘草贰钱，炙

右为末，炼蜜丸如鸡头大。每服叁两圆，细嚼，白汤下。

煨姜圆 治脾胃久冷，心腹胀满，肠鸣腹痛，不思饮食。

香附子 厚朴姜汁制 陈皮 甘草炙 苍术 三棱 桂心 肉豆蔻壹个，煨 阿魏别研，已上各半两

右为末，酒糊为圆如龙眼大。每服壹圆，生姜壹块，切开作孔，安药在内，合定，湿纸裹煨，候熟，盐汤嚼下。

---

[1]圆：原阙。据目录补。
[2]道：大阪本作"遁"。义长。

大沉香散 治脾血气虚，忧滞气不散，致四肢浮肿，中满腹急，可思饮食，宜服。

丁香半两 檀香半两 沉香半两 人参叁分 白茯苓叁分 白术壹两，煨 天台乌药壹两 香附子炒，去毛，壹两半 甘草叁分，炙 白豆蔻仁半两 木香半两，煨 青皮去穰，半两，炒 三棱半两，炒 莪术叁分，炒

右件为细末。每服贰钱，水一大盏，入紫苏叁叶，生姜叁片，枣子壹枚，煎至陆分，空心、食前热服。

木香分气汤 治气留滞，四肢肿满，腹急中满，胸胁膨急，虚气上冲，小便臭浊，神思不爽，宜服。

木香壹两 赤茯苓壹两 泽泻半两 木猪苓去皮，叁分 半夏汤洗柒遍，半两，生姜汁浸叁宿，炒 枳壳去穰，麸炒，半两 紫苏子半两，炒 槟榔半两，炒

右件为粗末[1]。每服叁钱，水壹盏半，入灯心伍寸长贰拾茎，煎至捌分，去滓，入麝香半字，和匀，食前服。

消气汤 治气血凝滞，心脾不和，虚气上盛，腹急中满，四肢浮肿，气不升降，小便臭浊，胸胁妨闷，宜服此药。

沉香半两 木香半两 大腹皮叁分，洗，焙 陈橘皮去穰，壹两，炒 木通叁分 青皮去穰，半两，炒 人参半两 白茯苓叁分 紫苏连梗用，叁分 桔梗半两 草果仁叁分，炒 半夏汤洗柒遍，半两

右件为粗末，每服叁大钱，水壹大盏，入生姜肆片，枣子贰枚，煎至柒分，去滓，空心、食前服。

实气散 能补五藏气虚，胁肋膨胀，中满刺痛。

白术拾两 当归微炒 厚朴姜汁制 白茯苓 黄耆炙 川乌炮，去皮、脐 桑白皮 五加皮 续断炒 熟干地黄已上各肆两 枳壳炒 香白芷炒 牡丹皮炒 茴香 威灵仙洗 白芍药 川芎 五味子 山茱萸 山药 白蒺藜炒，去刺 干姜炮 蓬莪炒 甘草炙，已上各叁两

---

[1] 末：原作"饮"。大阪本同。当为"末"之误，今据文义改。下方"消气汤"当属同误同改，不另注。

右件为细末。用桃仁叁两，麦麸炒，去皮，研令极细，和上项药。每服贰钱，水壹盏，生姜叁片，枣子壹个，煎至柒分，食前。或用盐汤点亦得。

生附散 大治男子气血凝滞，脾胃受湿，腿膝生疮，并宜服此。江道人传。

白术半斤　人参叁两　当归陆两，去芦，酒浸　黄耆肆两，蜜炙　大甘草贰两，炙　牛膝陆两，酒浸　白芍药半斤　生附子贰两　白附子贰两　防风肆两　硬赤茯苓贰两　川芎肆两　槟榔肆两　橘皮陆两

右拾肆味㕮咀。每服秤壹两，水贰碗，生姜叁拾片，煎至捌分盏，热服。

人参散 治中焦不和，脾胃宿冷，心腹膨闷，呕逆恶心，中满，两肋䐜胀。

人参壹两，去芦头　黄耆叁分，炙，去皮　石斛叁分，去根　桔梗叁分，去根　白术叁分　附子半两，炮，去皮、脐　白茯苓半两，去皮　陈皮去白，干秤，叁分　丁香半两，不要焙　草豆蔻半两，去皮　桂壹分，去皮，不见火

右为细末，每服贰大钱，水壹大盏，生姜叁片，枣贰个，煎至柒分，澄清，放温服，不计时候。忌酒与湿面。

附子养气汤 大治久病方愈人上气急满，痰唾稠黏。服此壮脾养气，疗湿止呕恶，克化水谷，进美饮食。

大附子叁两，炮裂，水浸，削去皮、脐，切作片子　人参壹两，切作片子　白茯苓壹两，切碎　白术壹两，纸裹煨，切碎　木香半两，纸裹炮，切碎

右件并和匀。每服肆钱，水一盏捌分，入生姜柒片，枣子贰枚，煎至柒分，去滓，空心、食前服。

养气圆 治一切气疾，调脾胃，进饮食，理腑脏虚滑，泻痢。

木香　丁香各半两　白豆蔻肉去皮秤　厚朴刮去皮，用生姜等分同研，杵碎[1]，焙干　神曲炒　陈橘皮温汤略浸过，刮去白，焙干　大麦蘖微火炒，簸

---

[1] 碎：原作"卒"。大阪本同，据文义改。

净　茴香微炒，已上各壹两　川干姜炮，如无，面姜代之　好甘草炒　诃子炮，去核，各半两

右件研，罗为末，用白面作糊为丸如绿豆大。每服叁伍拾圆，食前人参温汤下。

大建脾圆　治脾胃虚弱，一切冷气，腹痛吐泻。

附子壹两，炮，去皮、脐　丁香壹两，不见火　神曲贰两，炒　人参壹两　缩砂仁壹两　麦蘖贰两，炒　胡椒壹两　桂壹两，去皮　木瓜贰两　川姜壹两，炮　甘草贰两，炙　木香贰两　茴香壹两，炒　乌梅肉贰两

右件为细末，炼蜜为圆如弹子大。每服壹粒，细嚼，温酒、盐汤下，食前。

备急散　治冷涎翻胃，呕吐恶心，消痰进食。李登仕传。

右用捌钱重附子壹只，炮裂，去皮、脐，切作肆片。用生姜肆两洗净，研自然汁，沙石器内入硇砂壹钱同煮，火止用叁贰块慢火熬[1]，候姜汁成膏子，连姜括出。将附子切碎焙燥，入胡椒壹百粒、丁香壹百粒，并为细末。每服贰钱，清饭饮调下，日贰服。如欲圆用，稀糊圆之。

十味丁香煮散　治脾胃伤冷，中脘痞滞，宿寒留饮，停积不散，心腹大痛，胁肋膨胀，泄利水谷，痰逆呕吐，下竭上虚，食饮不入，支体大瘦，阳气暴脱。姚签判传。

丁香不见火　附子炮，去皮、脐　川姜炮裂　甘草炙　青皮炒　陈皮炒　益智仁　高良姜炒　红豆已上各壹两　胡椒半两

右为粗末。每服贰钱，水壹盏，入生姜叁片，盐少许，同煎至陆分，去滓，热服，食前。

升朝散　治脾脏虚寒，冷气留滞，脏腑不调，泄泻腹疼，不思饮食，肢体倦痛。

附子去皮、脐，炮裂，壹两　白术剉，炒，壹两　人参壹两　肉豆蔻煨，

---

[1] 火止用叁贰块慢火熬：前一"火"字指炉中炭火，此句意为只用三两块炭的小火力慢熬。

壹两　茯苓壹两　甘草炒,半两　陈皮去白,炒,半两　乌药半两　诃子皮半两　白姜灰火中炮裂,半两　厚朴生姜汁制炙,半两

右件并为末。每服贰钱，水壹大盏，生姜三片，枣子壹个，煎至柒分，食前服。如咬咀饮子，每服叁钱，水壹盏半，煎至捌分，去滓服。

曲术圆　健脾胃，进饮食，治脏腑或泄或秘，饮食迟化，膈脘痞闷，气滞停痰。魏丞相传。

神曲捌两,将肆两为末打糊　麦蘖炒　白术　厚朴生姜制炒　人参去芦　干生姜　白豆蔻仁　肉豆蔻面裹煨　半夏曲各肆两

右为细末，水打前神曲作糊为圆如梧桐子大。每服柒拾圆至百圆，生姜汤或米饮吞下。小儿亦可服之。

集香散　治心脾疼。边学谕传。

白术叁两　茯苓陆两,去皮　人参半两,去芦　丁香半两　木香叁两　甘草半两,炙

右为细末。每服贰钱，生姜壹片，沸汤调服。

五香枣　治呕吐不止及干呕。辛总管传。

木香　丁香　人参　白术　肉豆蔻

右件各等分，细剉如粟米大。用好大枣子壹个去核，置药在内，以湿纸裹，慢火煨熟，细嚼，米饮下，不拘时候。

八仙剉散[1]　昔宣和初，有华山贡士张老人，号曰铁翁居士，因入山采药，遇道人在一石岩坐，共饮约有八人，手中各出一物，亦令张翁坐与少酒饮。饮数杯，各扬手中之物，张翁熟视之，乃八味药，兼求其方名，曰八仙剉散，后亦经进。药味下项。此方令人饮酒不醉。

干葛绞细白者,去皮,剉　白豆蔻去皮壳　缩砂仁实者　丁香拣新大者,已上四味各半两　甘草粉者,壹分　百药煎酸涩者,壹分　木瓜先煮热,以盐窨,去核,加倍用　烧盐壹两

右件捌味，共细剉末。为人所不能饮，酒后抄壹钱细嚼，热酒下，

---

[1]八仙剉散：原无。据目录补。

皆化小便而出。妙甚，秘之。

加减降气汤 治肺满及浮气不升降，时时喘促，兼治风冷痰嗽。张维宗传。小儿亦可服。

紫苏子纸锹微炒　前胡去芦头　厚朴姜汁浸壹宿，炒香　甘草炙黄　陈皮去白　当归　半夏曲　桂心不见火　黄芪生剉，焙　五加皮姜汁涂炙，已上各半两　人参壹分　沉香壹钱半，不得见火　北桔梗壹分，去芦秤　阿胶半两，用黄秫米炒　川羌活壹分

右同为剉散。每服贰钱，水壹盏，入紫苏叁叶，生姜叁片，枣壹枚，煎至陆分，去滓，食后服。

固肠圆 治脾胃虚弱，内积阴寒，冷滞交攻，腹肚疼痛，两胁胀闷，痰呕恶心，不美进饮食，四肢倦重，精神不爽。常服大壮脾胃，美进食。老人脏腑泄泻，尤宜服之。

胡椒炒　荜拨炒　川干姜炮　红豆炒　丁香不见火　肉豆蔻湿纸裹煨　高良姜去芦，剉，炒　木香不见火　草豆蔻煨　陈皮汤浸，去白　人参去芦　厚朴去粗皮，姜制炙，上各壹两　附子炮裂，去皮、脐　肉苁蓉洗净，酒浸，焙　鹿茸去皮，劈作大片，酥炙令黄色　缩砂仁各贰两

右为细末，神曲碾细末，做熟糊为圆如梧桐子大，候干。每服陆拾圆，米饮吞下，空心、食前。

兴脾汤 治脾胃久冷，心腹疼痛，胸膈痞闷，噫气不透，困倦好睡，痰饮结聚，胁肋胀痛，吞酸呕逆，动则劳倦，心意冥然，终日忘食，脾寒久疟，肠虚滑泄，一切脾胃虚寒，并皆治之。石大夫方。

良姜壹两，炒　陈皮壹两，洗净　厚朴壹两，生姜壹两制　附子壹两，炮半两　甘草捌钱，炙　白术半两　藿香叶壹分　木香壹分　丁香皮壹分

右件同为㕮咀。每服伍钱，水贰盏，煎至壹盏，去滓温服，不拘时候。

草豆蔻散 治脾胃气弱，胁腹胀满，四肢不和，面色青黄，不纳饮食。于医传。

草豆蔻壹两，去皮　陈橘皮贰两，去白　桂心壹两，去粗皮，不见火　白

术壹两　附子壹两　干姜壹两,炮制　木香壹两　甘草半两,炙　厚朴贰两,去粗皮,生姜汁涂炙拾次

右件咬咀。每服贰钱,水壹盏半,生姜伍片,如当贰钱厚薄,枣子叁个,煎至捌分,去滓服,不计时候。

益智散　治脾气虚滞,心腹胀满,四肢烦疼,少思饮食。于医传。

益智去皮,壹两　沉香叁分　赤茯苓叁分　白术叁分　甘草壹分,炙　枳壳半两,去穰,麸炒黄,去麸　槟榔叁分　紫苏子叁分　陈橘皮壹两,去白　木香半两

右咬咀。每服贰钱,水壹盏半,煎至捌分,去滓温服,食前,日进叁服。

气宝圆　治一切气滞,腹中积聚,心胸痞满,胀闷喘急,及风邪久滞,痰涎咳嗽,酒食有伤,脾胃滞气,膀胱寒气攻注,腰背脚膝皆重不可忍。顺一切滞气,为气药之宝,因名气宝圆[1]。

舶上茴香拣净,银石器用纸衬炒,秤贰两　陈橘皮汤浸,去白不用,取橘红,焙干,秤壹两　木香壹分　黑牵牛肆两,拣净秤,吴茱萸贰两,慢火同炒黄,取出,不用吴茱萸,取牵牛一出[2],末用之。

右同为细末,拌匀,炼蜜和圆如梧桐子大。每服拾圆至拾伍圆,米饮下,或木香汤下。有痰,即用槟榔末半钱,水半盏,煎数沸,放温下药。欲微疏动,加至叁拾圆,看虚实加减。腹稍空服。小肠气痛,盐汤下。稀糊和亦得。

厚朴煎圆　孙兆尝云:补肾不若补脾。脾胃既壮,则能饮食;饮食既进,能生荣卫;荣卫既旺,滋养骨髓,补益精血。是以《素问》云:精不足补之以味,形不足温之以气。宜服厚朴煎圆,温中下气,去痰进食。周总领方。

厚朴壹斤极厚者,去粗皮,剉指面大秤　生姜半斤,不去皮,净洗,切作片子

贰味用水伍升,同煮尽水,不用生姜,只将厚朴焙干。

---

[1]气宝圆:此后书叶错互。据目录调整。
[2]出:大阪本同。疑为"味"之误。上科本作"两",不知何据。

干姜肆两，剉骰子大　甘草贰两，剉半寸长

贰味用水伍升，同焙厚朴一处煮，煮尽水，不用甘草，只将干姜、厚朴一处焙干。一本不再煮厚朴。

舶上茴香肆两　附子贰两，炮，去皮、脐

右件肆味同为细末，生姜煮枣肉为圆如梧桐子大。每服叁伍拾丸，空心米饮或姜枣汤下。

生气养胃圆　胃者，平人常气，水谷之海，六腑大源。胃和，则生气和；胃虚，则生气弱。或觉饮食减少，中满恶心，或食已妨闷，腹胀肠鸣，大便秘泄，不匀食饮，不为肌肤，胸脘噎痞，噫醋吞酸，消冷止痛，嗜谷充肌。兼治脏腑虚寒，泄泻不止。康和阁方。

厚朴肆两，去粗皮，生姜汁涂，炙黄秤　肉豆蔻面裹煨　草豆蔻面裹煨，面熟为度　白术　丁香各叁两　人参去芦头　神曲炒黄　缩砂去皮　干生姜　橘皮各贰两

右拾味为细末，用淡糊和丸如梧桐子大。每服伍柒拾丸，空心食前，米饮或熟水下，加至百粒。

归气散　治真气不降，胸膈痞满，心腹脐胁疼痛，不进饮食，归元正气，补脾胃。

沉香　木香　川楝子肉炒　丁香　白姜炮　白术　附子贰个陆钱者，炮，去皮、脐　肉桂去皮，不焙　陈皮去白　肉豆蔻面裹煨，去面用　当归　胡芦巴炒　益智仁炒　舶上茴香炒　缩砂仁　甘草炙

右壹拾陆味各壹两，捣罗为细末。每服贰钱，水一盏，紫苏叁叶，木瓜叁肆片，盐少许，煎至捌分，温热服，食前或食空时服。

三圣散[1]　治心痛不可忍者。

木香　乌药　槟榔

右各等分，于砂盆内用酒磨之，候成浓汁，以热酒浸服，或更煎叁两沸服之尤佳。

---

[1]三圣散：原书未出每服剂量。大阪本同。

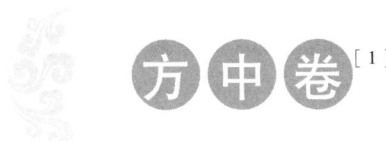

方中卷[1]

补益心肾药方附

金缨神丹 王医师方，汪尚书传。

金缨草贰两，即莲花心，焙干　天芝即仙灵脾，取汁煎，肆两　地芝即生地黄，取汁作煎，捌两，忌用铁器　人参去芦，贰两，剉　山精即生紫花术，取汁作煎，肆两，茅术[2]也　干山药贰两，剉　马芝即肉苁蓉，酒浸伍昼夜，作膏，肆两　甘草贰两，略炙，剉　石菖蒲贰两，米泔水浸壹夕，切，焙　丁香贰两，去萼子，上有肆瓣者是，不得见火　莲实肉贰两，杵碎　鸡头实贰两，杵碎　牛膝去芦贰两，酒浸叁昼夜，焙干，剉　陈皮去白，水淘净，焙干，伍两，细切　菟丝子贰两，酒浸叁昼夜，焙干，先淘洗令净，去尽轻浮者，候浸烂，用好厚皮纸作极小裹紧裹定，入白杵即易碎　木香贰两，不见火，剉　白茯苓贰两，去皮，剉　柏子仁贰两，研生膏　麝香贰两，别研　初生儿乳汁壹升　白沙蜜伍两，炼熟

右件除作煎、别研药外，同为细末，取马芝去酒研烂成膏，次入人乳令匀用。天地炉用砖砌上圆下方，圆者为炉，方者为基，炉状如寻[3]。

十味大建中汤（脱）

青盐茴香圆（脱）

七宝丹（脱）

心神，安魂定魄。

---

[1] 卷：原无。据目录补。
[2] 茅术：即茅山苍术。《证类本草·术》引《图经本草》云："术……以嵩山、茅山者为佳。"
[3] 如寻：此后阙脱两叶文字。大阪本同脱。据目录，此后脱"十味大建中汤""青盐茴香圆""七宝丹"三方。

巴戟圆 治虚怯，补养心肾，固精气，助丹田，明耳目，治小便白浊。林巢先生方。

龙骨叁钱　半夏壹两，洗柒次　桑螵蛸半两，炙　山药叁分　白茯苓壹两　川楝子半两，炒　巴戟半两，去心　木猪苓壹两，去皮　当归壹两，洗　熟地黄壹两，洗　朱砂叁钱，研，为衣　苁蓉壹两，酒浸壹宿，切片，焙

右件酒糊为圆如梧桐子大。每服叁拾[1]圆，空心温酒、盐汤下。

玉辂丹 固精，治小便稠浊，夜梦阴遗，不觉滴沥。

雪色茯苓贰两　大半夏壹两半，米醋浸，炒黄色　桑螵蛸半两，炙　白龙骨半两，别研　刺鸡头实贰两　榖树子半合，捣碎，炒

右为细末，酒煮面糊为圆如梧桐子大。每服叁拾圆，空心盐汤下。

柏子仁圆 治肝虚筋痿，行步缓弱。林巢先生方。

柏子仁贰两，炒，研　熟地黄贰两，洗，焙　枳实半两，炒，去穰　覆盆子壹两，去萼　五味子壹两　附子壹两，炮，去皮　石斛壹两，去苗　酸枣仁壹两，炒　鹿茸壹两，去毛，酥炙　桂心壹两，去皮　黄耆壹两，炙　白茯苓壹两

右为细末，炼蜜圆如梧桐子大。每服叁拾粒，空心、食前，温酒吞下。

坎离丹 既济水火，补心资肾，白浊梦遗。林怀叔方。

辰砂壹两，令细研入　酸枣仁壹两，净，酒浸，去壳，细研入　附子壹只端正者，炮，去皮、尖，切　乳香半两，令隔水乳钵细研入

右先用附子碾，令细罗为末。入辰砂、酸枣仁、乳香，共附子末和匀，炼蜜为圆如鸡头大。每服壹粒，温酒吞下，空心壹服。须是腊月合，磁器盛。

白龙珠丹[2] 蜀乱，乾祐间药市内有漆发朱颜道士醉饮，高歌曰：尾闾不禁沧溟竭，九转灵丹都谩说。惟有骊龙项上珠，能补玉堂关下血。有隐士丁元和异之，再拜求其诀，即此方也。服之返老还童，名白

---

[1] 拾：原为一字厥。据大阪本补。
[2] 白龙珠丹：原无。据目录补。

龙珠丹。林怀叔方。

鹿茸去毛，酥炙　鹿角霜　鹿角胶炒，已上各贰两　熟干地黄洗，焙　柏子仁别研，已上各伍两　附子炮，去皮、脐　菟丝子酒浸叁宿，各叁两

右各为细末，炼蜜为圆如梧桐子大。每服叁拾圆，温酒空心、食前下。湖州真济大师只用熟干地黄、柏子仁、鹿角霜、菟丝子肆味等分为末，酒糊为圆如梧桐子大，最佳。蜜圆亦得。鹿角不以多少，去尖，截作叁贰寸段子，用河水浸叁伍日。磁钵壹个，以泥泥底，下砌炉子壹所，别用河水煮令软。沸取出，却以刀子刮去皮。再用元汁煮，如水少再添河水，以胡椒拾粒、黄蜡半两同煮，令透烂。取出，控干，用汁熬令稠，倾入新盆中，候冷自凝成胶用，只用炭火煮。

神仙助阳丹　补气守神，涩精固阳，应一切虚滑之疾皆治。妇人无子，服之百日有妊娠。

苍术壹斤，不浸，用白内水捶捣去皮　川乌头叁两，纸裹炮制，去皮、脐　龙骨贰两，研为粉　金铃子叁两，微炒　破故纸贰两，微炒　茴香叁两，壹半舶上，壹半土产

右为细末，酒糊为圆如梧桐子大，或朱砂为衣。每服叁拾五拾粒至百粒，空心米饮下，温酒亦得。忌桃、李、雀、蛤。

一井金圆　神仙变白为黑法。蒋监门方。

牛膝叁两，酒浸叁日，焙干　苁蓉叁两，酒浸叁日，焙干　白附子壹两，洗　川椒贰两，去子并闭口者，微炒　木鳖子仁壹两，炒　附子贰两，去皮、脐，生用　天南星壹两，炮　舶上茴香壹两，炒　何首乌贰两，黑豆半碗，水叁碗，煮[1]水尽为度，拣出豆，焙干　萆薢壹两，黑豆炒　地龙壹两，去土，炒　防风壹两，炒　乌药贰两，炒　羌活壹两，炒　金毛狗脊壹两，炒，去毛　骨碎补壹两，炒　白蒺藜壹两，炒　黄耆壹两，蜜炒　赤小豆壹两，生　覆盆子壹两，炒　全蝎壹两，炒，去毒　五味子壹两，炒　青矾壹两，炒，又壹

---

[1]煮：原作"者"。大阪本同。据文义改。

方用青盐

右贰拾叁味各事持,为细末,无灰酒煮糊为圆如梧桐子大。每服伍拾圆,煎五味子酒送下,空心、日午各进壹服。大能乌髭,顺风气,美饮食,服之百日神效。遇七,摘去白者,自然黑者自出。

二贤散 揩牙,乌髭发。

香附子拾贰两,杵去毛,用河水浸三日,再杵碎　青盐贰两,研碎

右为末,炒令黑色为度,早辰洗漱了,每用少许揩牙上,旋旋咽津,不可吐弃,然后服一井金圆。

羊肉圆 治脾虚不纳食,脏腑滑泄,羸瘦困乏。

精羊肉壹斤,去筋膜脂皮,薄批作片子,炙焙干取肆两　人参贰两　丁香壹两,不见火　陈皮壹两,去白　神曲壹两,炒　缩砂仁壹两　肉豆蔻壹两,面裹煨　附子半两,炮,去皮、尖　当归壹两,洗,焙　桂心壹两　白术壹两　干姜半两,炮　甘草三寸,炙

右为末,煮糯米粥为糊,圆如梧桐子大。每服伍拾圆或至百圆,空心、食前粥饮下。不拘时候亦得。

破故纸圆 治五种腰痛。

破故纸贰两,炒　附子壹两,炮,去皮、脐　桂壹两,去皮,生用

右以酒煮面糊圆如梧桐子大。每服伍拾圆,空心、食前温酒下,日三服。

神仙换骨丹 此药禀天地,按五行,顺阴阳,通日月之精气,安和五藏,调畅三焦,治五劳七伤,补养真气,聪明耳目,活血脉,注容颜,壮筋骨,添精髓,祛风邪,黑髭发,延年益寿。

枸杞子天之精,拣去梗　熟干地黄地之精,洗净,焙　柏子仁阴阳之精,拣净,研　甘菊花日月之精,拣去梗　菟丝子金之精,酒浸,焙　桂心木之精,不见火　肉苁蓉水之精,酒浸,焙　山茱萸土之精,去核,焙　白茯苓玉之精,去黑皮　汉椒火之精,去合口者,微炒

右件拣择好者各肆两,同为细末,酒糊为圆如梧桐子大。每服伍拾圆,温酒、盐汤空心下。

百[1]益煮砂丹 滋养心气，补元脏久虚，益肾经虚损不足。苏伯言传。

朱砂壹两半　山茱萸壹两半，去核焙干秤　远志去心秤，壹两半　柏子仁壹两半，研　熟地黄壹两半，洗焙　石菖蒲壹两半　破故纸壹两半，酒浸壹宿，炒　菟丝子壹两半，酒浸壹宿，焙　五味子壹两半，炒　茯神壹两　莲子肉壹两　穿心巴[2]戟壹两　附子捌钱，炮，去皮、脐　沉香捌钱，令为细末　山药三两，令为细末

右件各修制了，为细末。用猳猪心三个切开，将朱砂分作叁处放在猪心内，用灯心一两半同放在猪心内，以麻皮系定。余者灯心一处，于银石器内水煮一日一夜。取出，研朱砂极细，余物不用。将砂同药拌匀，以好酒打沉香、山药糊圆如梧桐子大。每服伍拾圆，煎□□[3]子汤送下，空心、食前，日进三服。大有神效。

麋茸圆 治肾经虚，腰不能转侧。蒋监门方。

麋茸酥炙黄，燎去毛，如无以鹿茸代　菟丝子取末，各壹两　舶上茴香半两

右为末，以羊肾贰对法酒煮烂，去膜研如泥，和圆如梧桐子大，阴干。如肾膏少，入酒糊佐之。每服三五拾圆，温酒、盐汤下。治肾经感湿气，阴盛腰痛者宜服，更灸肾俞三柒壮。

鹿角圆 治男子真元虚惫，小便白浊，遗精梦泄不固。蒋监门方。

肉苁蓉酒浸壹宿，壹分真者　肉桂不见火，去粗皮，壹钱　韭子炒，壹分　牡蛎煅，贰钱　附子炮，壹分　鹿角屑炒，半两　桑螵蛸炙，壹分　菟丝子酒浸壹宿，壹分　熟干地黄壹分　五味子壹分　人参壹分　龙骨贰钱　鸡内金焙干秤，壹分　鹿茸酥炙，半两　茴香壹分，炒

右为细末，每服贰钱，空心米饮调下。内壹半用炼蜜为圆如绿豆大，早食前、午食前各壹服，每服伍柒拾圆，温酒下。

地黄圆 补虚疗损，添精益髓，活血明目，乌髭壮阳。八座常服。

---

[1] 百：原作"伯"。据目录改。
[2] 巴：原作"芭"。据《证类本草·巴戟天》引《神农本草经》作"巴戟"改。
[3] □□：原为两字厥。大阪本同。

生干地黄　熟干地黄酒浸　杜仲剉,炒　白术　当归酒浸　菟丝子酒浸壹宿,已上各叁两　鹿茸酥炙　鹿角霜　柏子仁别研,各贰两　萆薢贰两

右为细末。研柏子仁细,入炼熟蜜内和药,杵数千下,圆如梧桐子大。盐汤送下伍拾粒,空心、食前服。

黄耆散　治虚劳盗汗,嘘吸少气。筠翁李侍郎传。

黄耆壹两,剉　五味子半两　白茯苓壹两　白术壹两半　熟干地黄壹两　牡蛎壹两半,烧为粉　天门冬壹两,去心　甘草半两,炙

右为末。每服肆钱,水壹中盏,入枣叁枚,煎至陆分,去滓,食前温服,日进叁服。

救汗汤　治阳虚自汗。筠翁李侍郎传。

桂去皮,取有味者叁两　芍药叁两　甘草贰两,炙　附子生用,不去皮,叁两

右哎咀。每服伍钱,水壹盏半,姜伍片,枣两枚,同煎捌分,去滓温服,不拘时候,两滓再煎壹服。

钓虫圆　治传尸劳虫。江谦议方。

磁石择吸铁紧者,兼有墙壁者一两半,细研　龙骨半两,上舌紧者　极好麝香　硇砂各壹两,细研

右用蜡为圆如樱桃大。每服壹圆,用针穿一窍子,以绯线二尺余穿眼子,来往缠牢,留伍寸许于线头,系大钱壹文,早辰令病者用温水或新汲水吞下药,咽喉中,令口咬定大钱,后觉恶心便吐出虫。其形状不等,急以熟油煎杀。或不吐虫只吐血丝子,或涎壹两合,皆是安乐证。更服寻常和气汤,一二日自安。用过药却用温水浴过,更可医壹贰人。若是传尸劳,壹圆定可活贰人。

神仙菟丝子圆　益水补肾除渴。

菟丝子不以多少,于臼中先杵千余下,用粗罗子罗去土、木等,将菟丝子净水淘过,无灰酒浸伍日,候透软,控稍干带润,又于臼内杵令烂,粗罗罗末,焙干。再捣罗为末,炼蜜和杵圆如梧桐子大,空心米饮下伍柒拾圆。

补肝圆 补肝，壮肾，强益，滋养精血，明目。医官王康传。

当归贰两　熟干地黄贰两，炒　生干地黄贰两，炒　黄耆贰两，蜜炙黄

右为细末，炼蜜为圆如梧桐子大。每服叁伍拾圆，食后米饮下。

黄耆十补汤 补诸虚不足，安益心肾。医官王康传。

黄耆半两，蜜炙　人参壹分　白芍药壹两　甘草半两，炙　桂肆钱，去皮　当归半两，酒浸壹宿　生干地黄半两　白术壹分　茯神半两　半夏壹钱，汤洗拾遍　酸枣仁贰钱，微炒　麦门冬贰钱半，去心　北五味子叁钱　陈皮贰钱，去白　沉香壹钱，不见火　天台乌药壹分　木香壹钱，煨

右咬咀。每服秤贰钱，用水贰盏半，生姜伍片，枣子叁枚，煎至壹盏，食前通口服，两服滓又煎作壹服。

七宝丹 大镇心，养真血，安神魂，治血虚气结，惊悸不宁。周参议传。

当归壹两，洗，焙　芎䓖半两，洗　桂心半两，去皮　石菖蒲半两，去毛　茯神壹两　远志肉半两，汤泡，姜汁浸炒　人参壹两，去芦　柏子仁半两，研　酸枣仁半两，去皮净，微炒，已上修事为末　琥珀半两　真血竭半两　没药半两　朱砂壹两　麝香肉壹钱，已上研细

右为末，炼蜜和熟枣肉熬成膏，和药为圆如梧桐子大。每服伍陆拾圆，枣汤下，不拘时候。

杜仲散 治腰痛牵引腹胁。舒州刘郎中。

杜仲壹两，去皮，细剉，用生姜汁并酒浸湿炒　牡丹皮去心，半两　桂半两，去皮

右为细末。每服贰钱，用温酒调下，食前临卧。

真人去尸延年不老丹 同前

丹光真华之母，松脂也。

浮水立云之髓，茯苓也。

右等令松脂熟炼，同和茯苓圆如鸡子大。日服壹粒，细嚼，以自然津液徐徐咽下，令人好颜色，气力有倍，延寿不老，行步轻健，久服不饥，耐寒暑。

补心丹　治思虑过当，胆气受寒，肝经不足，心虚恍惚，夜不得睡。富才季传。

附子壹两柒钱重者，去皮、脐，用面裹煨，去面不用　朱砂壹钱，半研　麝香半钱　金银箔各贰拾片

右壹处匀研烂，煮红米饭为圆如梧桐子大。每服叁粒，温酒或人参汤下，临卧服。

十五味大建中汤　补诸虚损，调顺荣卫，滋养气血。治五劳七伤，虚汗盗汗。

附子壹两，炮裂，水浸，削去皮、脐　人参壹两　当归壹两半，洗去土　黄耆炙，壹两　白茯苓壹两　白术壹两　熟地黄壹两半　五味子壹两　石斛壹两，细剉，酒浸半日，炒　肉苁蓉壹两，酒浸壹宿，焙干　牛膝壹两，酒浸壹宿，焙干　薏苡人壹两，炒　甘草叁分，炙　官桂壹两，去粗皮，不见火　白芍药壹两

右件为粗末。每服叁钱，水壹大盏半，入生姜伍片，枣子贰枚，小麦子壹佰粒，煎至柒分，去滓，空心、食前服。

拱辰丹　治体虚，血不足，气有余，心神不定，精神恍惚，口不能言，夜睡不寐，人事不省，心下迷闷，觉如醉状，气不宣通，大小便多秘。累服药饵不见功效，宜服此药，必取神功。李登仕方。

鹿茸肆两，酒浸炙　当归肆两，洗去土，酒浸一宿　山茱萸肆两　麝香半两，别研入

右为细末，酒糊为圆如梧桐子大。每服百圆，用米饮或温酒送下，空心食前服，日叁服。

十四友圆　补诸虚不足，益血，收敛心气，治怔忪不宁，神情昏愦，眠睡不得，极有神效。绍兴王郎中方。

川当归去苗，净洗　干熟地黄洗，焙　茯神去心中木　白茯苓去赤皮　人参去芦　黄耆去芦，蜜炙　阿胶麸炒　柏子仁研极细　紫石英细剉　酸枣仁新者炒香熟，别研细　肉桂去皮，不见火　远志汤浸软，去心，洒洒蒸壹饭久，焙干，已上各壹两　龙齿二两，细研　朱砂三钱重，细研

右件并为末，搅拌和匀，炼蜜圆如梧桐子大，朱砂为衣。每服叁拾圆，煎枣汤下，食后、临睡服。此乃韩魏王方，云：余旧有心疾，怔忪健忘，梦寐恍惚不得睡。世之所传心药者无不服，少有效，求尽方书亦不愈。邂逅壹良医，余喜其语有理，云：此疾本由忧悲思虑，耗损心血而得之。只宜先安心，心不徒安，必用当归、地黄辈滋养乎，心之主血故也。若更服发散药，如菖蒲之类，则气愈散，必当收敛之。始见效，缘心本用过而虚，更当加阿胶辈补之。乃选诸家方书撰成此方，集诸家之善也。服之大效，常以此方授人，亦无不验者。始议收敛药用诃子。余曰：诃子固好，但宜入肠胃，不若用龙齿兼容此，乃安神定魄之药也。桂大能行血。此拾肆味，吾之参盏友，故名曰十四友圆。

紫微圆 开心孔，明目，益智虑，补骨髓，强记，去心热。治诸风，补气，及治寝睡不安。服三十日声音清朗，四十日颜色光泽一如童子，及去面皱，能令睡卧不惊。功效极大，更不具述。吕仲椎传。

菖蒲 远志去苗、心，取皮，各半两 丹参去苗、土 柏子仁别研 天门冬去心，焙干秤，各壹两 防风去芦 甘草炙，各壹两贰钱 署预壹两半 熟干地黄贰两 五味子去核、茎 百部 杜仲去皮，横剉，炒丝断，各壹两半 茯苓去皮，白者 茯神去木，白者 人参去芦，各壹两柒钱半 肉桂取心，壹两 麦门冬去心 黄耆去芦，各贰两，蜜炙 菟丝子酒浸，取末，贰两

右件修制如法，为细末，炼蜜为圆如梧桐子大。每服伍拾圆，不拘时候，温熟水吞下，日贰服。

育神散 治心气不宁，三二拾年不可者皆治。或虚弱多惊，神色昏愦，怔忪健忘。或言语无节，有类颠邪。或心志不定，小便白浊，饮食无味。

白茯苓 茯神白者 人参去芦 远志去心，焙干秤 龙骨令研如粉，临时和入 赤石脂令研如粉，临时和入 干姜炮 当归净洗 白术切 红芍药 桂心去粗皮，不见火，临时入 紫菀茸净洗 防风 甘草炙，各等分 川乌炮，去皮、脐，各半 没药壹分 乳香壹分 安息香壹分 麝香壹钱，研

右为细末，相和令匀，将安息香用无灰酒熬成膏，搜为圆如龙眼大，用辰砂细研为衣。每服壹圆，人参酒下，食后或不拘时候服。如风气攻作，用防风煎酒下，或茶亦得。

养心丹 益心强志，安心肾，使水火通交，阴阳既济，除恍惚惊悸。医官王康传。

通明辰砂成块者，贰两，用生绢袋子盛定，用无灰酒两碗，半悬台[1]浸柒日。然后，用银石器内慢火煮，令玖分干，用井水浸一宿，研成膏子　**通明乳香**酒、人参汤研如粉，入在朱砂膏同研，各半两　**茯神**一两半　**人参**拣，末，一两半，都入朱砂、乳香膏内研

右和令匀，入猪、羊心血，和成圆如小鸡头大，每服叁两粒至拾粒，煎人参、炒酸枣仁汤化服，食后、临卧服。

固精丹 升降心肾，固精暖肾，逐膀胱宿冷，止淋沥，小便频数。

沙苑肾形蒺藜叁两，碾罗为细末，用酒一碗半，慢火熬成希膏　**鸡头纂**伍两，用熟沸汤洗过，焙干，碾罗为细末　**菟丝子**贰两，酒浸壹宿，炒干　**桑螵蛸**半两，用糯米炒熟，去米　**益智**三钱，去皮，酒浸，微炒，干为度

右件捣罗为末，用前膏为圆如梧桐子大。每服叁拾、贰拾粒，空心温酒吞下，糯米汤下亦得。此药温暖水脏，去败精，疗腰痛，治冷气攻小腹连脐疼刺，状似奔豚及痃癖气。但是下元虚冷，夜多小便，淋沥白浊，精滑不禁，并宜常服。又能壮气倍方[2]，进美饮食，功效甚奇。如膏少，即添糯米糊同圆。

十精丹 治心肾不能升降，水火不能既济，令人上热下冷，心神不宁，昏昏似醉，小便频数，遗精白浊，全不思食，纵食不成肌肤，形体黄瘦，上重下轻，梦寐惊魇，心神恍惚。

人参去芦　**远志**汤浸一宿，捶去心，取肉用　**鹿茸**去毛，酒浸壹宿，酥炙令黄色　**柏子仁**新者，拣去壳，半两，研　**石菖蒲**去须，洗净，一两　**当归**去芦，酒浸一宿，焙干　**琥珀**研　**生朱**别研，各半两

---

[1] 台：大阪本同。疑为"令"之形误。
[2] 方：大阪本同。疑为"力"之形误。

右件为细末,临时和匀。每服贰钱,水壹盏,姜三片,枣壹枚,煎柒分,食后服。

心肾圆 治心肾不足,水火不既济,心忪,夜多惊悸,梦遗失精,恍惚多忘,小便白浊,腰腿沉重,精神昏愦,饮食失味,盗汗少力,或诸虚不足,阳事衰弱。常服不燥热,但平补气血,养心肾。郡总管传。

肉苁蓉一两,切片,酒浸一宿,焙干秤 菟丝子一两,酒浸壹宿,取出,捣成饼,焙干秤,碾 莲子肉一两,去心,微炙黄 远志壹两半,酒浸,抽去心,焙干秤 人参去芦头,壹两 柏子仁壹两半,别研为膏 石菖蒲壹两半 麦门冬汤浸,去心,焙干秤 龙骨壹两半,上舌紧,真者,各别研 附子一两,炮,去皮,切片子 枸杞子一两半,择去枝,净秤

右拾壹味为细末,却将研者药和匀,用浸药酒打面糊为圆如梧桐子大。每服叁拾圆至伍拾圆,空心、食前,温酒、盐汤送下。

琥珀安神圆 治心气不和,支体麻痹,心忪惊愤,饮食无味,或注,耳内虚鸣。常服镇心安神。

木香 琥珀不见火,别研 人参 五灵脂拣净 沉香贰钱半[1]

右为细末,肉枣,灯心煮,去皮取肉为圆如梧桐子大。每服肆拾粒至伍拾粒,枣汤吞下,空心、日午服。

应效远志圆 治心气虚弱,神志不足,事多健忘,怔忪颤掉,气短耳鸣,梦遗泄精,盗汗乏力,心脾不调,口苦舌干。常承务传。

远志肉姜[2] 石菖蒲去毛 白茯苓 熟干地黄洗,焙,各叁两 人参 柏子仁炒 杜仲炙去丝 麦门冬去心 黄耆[3]蜜炙 五味子拣净,各贰两 泽泻 山药 酸枣仁炒,去壳 桂去粗皮,各壹两

右为细末,炼蜜圆如梧桐子大,以朱砂壹两半别研细为衣。每服伍拾圆,枣汤或酒下,空心、临睡服。此药补心强记,安魂定魄,长

---

[1]贰两半:大阪本作"三钱半"。此前疑脱"各"字。
[2]姜:此后疑有脱字。据前"七宝丹"中用"远志肉"作"姜汁浸炒",可参。
[3]耆:原作"者"。大阪本同。无"黄者"药名,此当属形误。今据文义改。

养精神，令人爽朗，悦泽颜色，发白变黑，齿落重生，筋骨壮健，容颜不老。此安神补气药中最妙，不热不燥，温平益智，令人气不衰。《日记方》言，便是孙真人补心强志圆，方壹同，但添肾形沙苑蒺藜壹两炒。

石斛圆 治两关脉沉缓，引传人迎短弱，传化凝涩，荣卫内燥，俾精神恍惚，白浊遗精，情思少乐，四肢怠堕，嗜卧不安，饮食减削，肌肉枯瘁。凡一切不足，并宜服之。吕仲榷传。

金钗石斛须是紧细者，去根　白术　覆盆子拣净秤　人参去芦头　黄耆蜜炙，剉　白茯神　当归洗，去芦头　五味子拣净　熟干地黄　鳖甲去裙襕，醋炙令焦　肉苁蓉洗令净，酒浸，焙干秤　鹿茸酥炙　酸枣仁去皮，干秤，炒　神曲炒，已上各壹两　沉香半两，不见火　乌梅并核与肉焙干秤，贰两

右拾陆味并为细末，炼蜜搜和成，杵千百下，圆如梧桐子大。每服叁伍拾圆，温酒、盐汤下，空心、食前，日可贰服。

牛膝圆 大补下元虚冷流疰，脚膝无力，行坐不能，小便白浊，头目旋晕，补益真阳，壮气海。柴医传。

川乌伍两，每日叁度换水，浸令软，去皮、尖，细切，用好酒叁升煮烂为膏，研细　木瓜叁个，竹刀去皮、蒂子及瓤、核，将艾先熟为末，入在瓜内，令满，蒸烂，研细　青盐壹两，别研　川牛膝去芦，半两　羌活半两，去芦　巴戟半两　青皮壹两，去白　肉苁蓉半两，洗，酒浸，切，焙　海桐皮半两，去外粗皮　狗脊火烧去毛　萆薢　茴香炒，各壹两

右壹处为细末，将前贰膏子搜匀为圆，如硬入少酒和，如梧桐子大。每服伍拾圆，空心、食前，盐酒、盐汤下。此药大治脚气。

如锦圆 治心包络伏涎，头眩耳鸣，怔忪语涩。

乳香别研　蛇黄火烧酒淬如柴，次别为末，细研　安息香薄切，酒拌煮，烂研　白附子微炮　朱砂别研，已上各半两　全蝎伍拾枚，微炒　赤足蜈蚣柒条，炙，去头、足　天麻壹分，酒浸壹宿　牛胆制南星壹两壹分　麝香别研，壹钱壹字　脑子别研，壹字。本方如此，今去脑子不用

右为细末，入研者药和匀，以水煮糯米粉作糊和圆如鸡头大。每服壹圆，姜汤磨开服，不拘时。病甚者壹服两圆。

宁神丹 治心气不宁，昏狂错乱。明州何节推传。

辰砂壹分，研，水飞　人参半两　天门冬壹分，去心　麦门冬壹分，去心　白茯苓壹分　白茯神壹分，去木　南琥珀壹分，研　滴乳壹分，研　酸枣仁去皮了秤，壹分，炒，研　白僵蚕壹分，研　沉香壹分

右拾壹味为细末，和匀，用猪心血为圆如龙眼大。每空心壹圆，麝香少许，熟酒半盏，嚼下。待壹时辰，再以熟酒壹盏饮之，日贰服，神效。壹料为肆拾圆。

水仙丹 专治心病，补虚损，治百病。

真辰锦朱砂壹两，水飞，焙干，再研细　川木通壹两，切　白及[1]壹两，切　真麻油贰两

右先以木通、白及入油内慢火煎，候二药焦黑，去药滤过。再入铫慢火煎，以水盂滴油在水上不散，即取下，冷之。以此油少许和朱砂为硬膏，用清皂角水洗去油，以新汲水浸，逐日早壹换水，每服旋圆伍柒圆如绿豆大，空心麝香汤吞下，日贰服，神验。

补心丹 治心气不足，恍惚多惊，梦寐不宁，昏愦。

人参　白茯苓　朱砂研细，水飞过　乳香别研　石菖蒲　麦门冬去心　酸枣仁各壹两

右为细末，炼蜜圆如梧桐子大。食后、临卧温酒或灯心、盐汤吞下叁拾圆。

雄朱圆 治丈夫、妇人因惊忧失心，或思虑过当，气结不散，积成痰涎，留灌心包，久而不去，窒塞心窍，遂致心气不宁，狂言妄语，叫呼奔走。

辰砂壹分，研　雄黄壹分，择有墙壁明净者，研　白附子壹钱，为末

右拌匀，以猪心血和圆如梧桐子大，更别以朱砂为衣。每服叁圆，

---

[1] 及：原作"芨"。今据《证类本草·白及》引《神农本草经》作"白及"改。后同不注。

用人参、菖蒲浓煎汤吞下。疾去常服壹粒，能安魂定魄，补心气，镇神灵，化痰利膈。

茸附圆 治精血不足，体倦少力，梦寐纷纭，常多惊悸。宜常服，养气补血。李登仕：唐佐传，字尧卿。

鹿茸去毛床，酒浸壹宿，炙　附子去皮、脐，炮令极熟　当归洗去泥　苁蓉酒浸壹宿，洗　熟干地黄酒浸，焙，已上等分

右为末，炼蜜圆如梧桐子大。每服伍拾粒，饭饮或酒送下，食前、空心服之。

附子降气汤 治气血俱虚，呼吸短气，夜多盗汗，饮食不进。李尧卿传。

附子炮，去皮、脐，壹拾陆两　白茯苓拾贰两　白术拾两　人参捌两　木香贰两

右伍味为末，每服贰钱，水壹盏，姜叁片，盐少许，煎至陆分，食前通口服。

远志平肝圆 治忧愁思虑，痰气潮作，如醉如痴，精神不守，大便难通，小便常浊，头目眩运，宜服此药。李尧卿传。

石菖蒲炒　远志去心　人参去芦头　白茯神去木　川芎洗　山药　铁粉　麦门冬去心　半夏曲炒　白附子汤泡柒次，已上各半两　细辛贰钱半　生珠别研，贰钱半

右为末，白糊圆如梧桐子大。每服肆拾圆，生姜、薄荷汤吞下，日午、夜卧服。

龙齿汤 治心怔惊悸，常怀忧虑，神思昏昧，如人将捕状，小便赤少，或多或浊，宜服。李尧卿传。

人参去芦头　甘草炙　枳壳去穰，麸炒　龙齿研　北桔梗已上各壹两半　半夏贰两，汤泡柒次　黄耆炙　茯神壹两　白茯苓壹两半　远志去心，壹两半　当归壹两半　官桂贰两半

右为末。每服叁钱，水壹盏半，生姜叁片，枣子壹个，粳米百粒，同煎柒分，食前服。

天王补心圆 治证同龙齿汤。李尧卿传。

山药　杜仲姜汁炙　百部洗　人参去芦　茯苓白者　丹参洗　熟干地黄洗，焙　贝母去心，炒　五味子　石菖蒲炒　远志去心　麦门冬去心　茯神去木　防风去芦　柏子仁别研，已上各半两　甘草柒钱半　当归半两，酒浸

右为末，炼圆，每两作陆圆。每服壹圆，水壹中盏，煎陆分，食后通口服。

小补心丹 治证同龙齿汤。李尧卿传。

防风去芦　黄耆炙　龙齿研　白术　人参去芦　细辛去苗　熟地黄酒浸　干姜炮裂　附子炮，去皮、脐　官桂去皮，不见火　远志去心　石菖蒲炒　赤小豆炒极熟　茯苓白者　茯神去木，已上各等分

右为末，炼蜜圆如梧桐子大。每服肆拾圆，煎枣子汤下，日午、夜卧服。

琥珀七宝丹 治心气不足，荣血衰少，多畏不乐，精神昏昧，魂魄飞扬，心神离散，梦中失精，白浊等疾。李尧卿传。

人参去芦，贰[1]　琥珀别研　白茯苓　茯神并去木　酸枣仁炒令拾分熟　远志去心，各一两　乳香　生珠各半两，各别研

右为末，和匀，煮枣肉圆如梧桐子大。每服肆拾粒，枣汤下，日午、夜卧服。

定心汤 治证同七宝丹。李尧卿传。

人参去芦头，叁两　白茯苓叁两　茯神叁两　赤石脂赤者，贰两　紫菀取茸，贰两　白术贰两　甘草炙，壹两　官桂去皮，壹两　麦门冬去心，壹两半　黄耆叁两　防风贰两　川芎贰两　厚朴姜汁制炙，去皮秤，贰两

右为粗末。每服叁钱，水壹盏半，赤小豆柒拾粒，煎取柒分，去滓，食后通口服。

石龙芮圆 治遗泄精气不固，遂成劳疾，精神恍惚，夜多梦魇，四体疼酸，上焦虚热，口舌干涩，小便白浊，健忘多烦，腰膝少力。

---

[1] 贰：大阪本同。此后疑脱"两"字。

石龙芮生　白龙骨至好涩舌者，别杵细，研入　白茯苓　远志去心　熟干地黄酒浸壹宿，焙　人参紫运盘者佳，去芦头，生用　麦门冬去心，焙燥

右件柒味等分，为末，炼蜜和杵千百下，圆如梧桐子大。每服叁拾圆，煎炙麦门冬汤下，食空、临卧服。

双芝圆　能补血，填骨髓，助养本脏，传导六腑，散虚风，壮筋骨，美进饮食，久服延年。其验，令人面颜不老。服及一年，加减五七岁。池州王郎中传。

熟地黄壹两半，酒浸壹宿，再蒸伍柒次，火焙　麦门冬去心，汤浸壹宿[1]，焙干　鹿茸肆两，切作片子，酥炙黄　鹿角胶半斤，切成块，慢火用麦麸炒成珠子　覆盆子去枝杖，净者秤贰两，火焙干　肉苁蓉酒浸，贰两半，细切，火焙干　五味子去枝梗，净者秤贰两半，火焙干　天麻贰两半，细切，火焙干　黄耆陆两，蜜涂炙黄色，单碾细，取粉肆两，入众药　山茱萸贰两半，细切，火焙干　干山药贰两半，细切，火焙干　秦艽去芦头，壹两半，细切，火焙干　人参去芦头，贰两半，细切，火焙干　槟榔贰两，湿纸裹，慢火内煨熟，去纸，细切　沉香壹两，细剉，末，入众药末　麝香半两，别研细，入众药

右件同一处为细末，后入麝香拌匀，醇酒一半，白蜜一半，煮面糊为圆如梧桐子大，文武火焙干，候冷，于磁器内收贮，不得犯铁器。每服伍拾圆，加至陆拾、柒拾圆，空心温米饮下。年高者亦可服。服如觉热，食后以白蜜点汤一盏吃，去其热。

茴香圆　治膀胱经寒湿结成疝气，年岁深久，及一切小肠虚冷之疾。

茴香壹斤，陶洗净，焙干，舶上者尤妙　生姜贰斤，细擦腌拌茴香壹宿，于日中晒令少干　青盐叁两，别研，无青盐，以重煎白盐陆两代之

右前贰味于日中晒令少干，然后入焙干，即碾罗为细末，次入青盐，同前贰味搅拌匀，酒糊为圆如梧桐子大。每服伍柒拾圆，空心、临卧，温酒或盐汤下。

---

[1] 去心汤浸一宿：原作"汤浸去心一宿"。据本书其他方剂麦门冬炮制法乙正。

增损建中汤 治上膈壅盛，口燥咽干，舌上麻木，不知甜苦意思，不喜饮食，宜服此药。许尧巨方。

绵黄耆贰两，以京墨炙　肉桂半两　粉草壹两　鬼眼京南白芍药叁两　五味子伍两　五加皮叁两　干葛叁两　乌梅壹两，去核

右为粗末，和匀。每服叁大钱，水壹盏半，煎至壹中盏，去滓服，不拘时候，壹日可叁服。

三匮圆 治心气不足，大补心肾。宋参议传。

大附子壹个重柒捌钱，用汤浸洗，去黑皮，脐作窍　辰砂壹两，研入附子窍内，不尽者入木瓜内，铺盖附子　大木瓜壹个，去皮、穰，作钉子入附子内，须留盖子，入附子了盖之，用竹钉签定，蒸熟，拣去竹钉

右用白磁碗盛木瓜钉子，内蒸久，候附子烂熟，要无白，一时于砂盆内研细如糊。次入干茯神末，拌匀圆如梧桐子大。每服拾伍圆或贰拾圆，用人参汤空心服之，或温酒亦得。

灵补圆 治心气不足，或因事烦乱，思虑过当，以至健忘，神意不爽，语言差错。兼补下元，行荣卫，宽经络，治四肢瘫缓如神，前后救人甚多。江南龙瑞长老广容传。

远志大者壹两，汤浸，拍碎，去心，晒干，好酒浸壹宿　薯蓣半两，焙　茯神半两，焙　干熟地黄半两，洗，晒干用，酒浸壹宿，焙，磁钵研末　天门冬半两，洗，去心，晒干　车前子贰钱重，洗去砂，晒干　五味子贰钱重，洗，晒干　地骨皮壹分，净洗，晒干　桂心壹分，去皮，怀干　龙骨壹分有五色者，焙　防风壹分，洗，去芦头，晒干，取净　麦门冬壹分，洗，去心，晒干　甘草壹分，炙焙　好人参壹分，洗，切，焙

右件拾肆味，各系净取，斤两不可增减，同碾为细末，炼蜜圆如梧桐子大。每服贰拾圆，食前、食中，温盐酒或盐汤下。

人参远志圆 治心气不足。赵良富传。

熟干地黄贰两　杜仲贰两，去皮，姜汁制　人参壹两，去芦　远志贰两　菟丝子壹两，酒浸壹宿　牛膝壹两，酒浸壹宿　赤茯苓生，壹两　白茯苓壹两　益智贰两

右件为末，炼蜜圆如梧桐子大。空心酒下叁拾圆，或麦门冬汤下。

又方**宁志圆**与前药相兼

人参壹两　白茯苓壹两　苍术肆两，米泔浸壹宿　辰砂半两，研细，临时用　甘草半两，炙　厚朴叁两，去皮，姜汁制炒黄赤色

右炼蜜圆如弹子大。每服壹圆，午后、临卧与前药相间服，麦门冬汤或酒送下，日叁服，饭罢稍空服。

九珍散　安心神。范知府传。

人参　白茯苓　茯神　桔梗　黄耆蜜炒，细切　山药姜汁浸半日，湿纸裹煨，已上陆味各壹两　朱砂别研　白术　木香已上叁味各半两

右为细末。每服贰钱，煎灯心汤或枣汤调下。

又方**沉朱丹**　治因百病后气血不足，虚羸无力。盖缘心神不宁，众邪自入。但一味补心，自然六脉和也。服之益心养血，安神定志，得睡。

辰砂贰两，细研如粉　白术壹两，微炒　人参贰两，去芦头　没药壹两　茯神壹两　乌药壹两，天台者　沉香壹两　木香壹两

右件为细末，用麝香贰钱研细，以没药拌匀，入前药物，炼蜜圆如梧桐子大。每服叁拾圆，随汤事下，人参汤尤佳，日午、临睡服。甚有奇效。

二黄圆黄德延传

论曰：夫人心生血，血生气，气生精，精盛则须发不白，颜色不衰，可以延年益寿。其夭阏多由服热药性燥，不能滋生精血，可不悲夫。余深烛此理，以谓药之滋补，无出生熟二地黄、天麦二门冬。世人徒知服二地黄，而不知以门冬为引导，则服二地黄者徒过去尔。生地黄生精血，用天门冬引入所生之地；熟地黄补精血，用麦门冬引入所补之地。四味互相该说，载于本草，可考而知。而又以人参为通心气之主，使五味并归于心。药之滋补，无出于此。

生地黄壹两　熟地黄壹两　天门冬壹两，去皮　麦门冬壹两，去心　人参半两

右伍味为末，炼蜜圆如梧桐子大。空心温酒、盐汤下叁拾圆至伍拾圆。拾日明目，又拾日不渴。自此以往，可致长生。子登真人之位，此药功也。

乳朱圆 宁神，益气血，退面脸红赤，治思虑过伤，补心。衢州医僧慧满。

远志去心，贰钱半 人参半两 石菖蒲贰钱半 茯神贰钱半 酸枣仁壹两 乳香贰钱半，别研 官桂贰钱半 当归半两 甘草贰钱半 麦门冬去心，贰钱半 辰朱贰钱，别研

右件为末，炼蜜和圆如鸡头大，金箔为衣。每服壹圆，煎枣汤下，或温酒下，日中、临睡各壹服。

增添四斤圆 大补益肝肾，治虚风冷滞气，腰重顽痹，脚膝软弱，行步艰难，肢体少力，手足不遂，筋骨酸疼，疗诸风，左瘫右痪，口面㖞斜。常服轻健筋骨，黑髭发，驻颜悦色，明耳目，延益寿年。任少卿传。

川牛膝去芦头，酒浸壹宿 天麻明白者，酒浸壹宿 干木瓜去皮、尖用 肉苁蓉已上各壹斤 没药四两，明净者 虎骨捌两，解片子，涂酥炙 川乌头四两，炮，去皮、脐

右为细末，拌令匀，炼蜜和圆如梧桐子大。每服伍拾圆，渐加至柒捌拾圆，温酒吞下，盐汤亦得，空心或晚食前服。

白胶圆 实精血，益府藏，利百脉，调四肢。任少卿传。

石斛蜜水洗，去根梢，日干，壹两 白胶炒，四两，乃麋鹿角胶也 熟干地黄焙 天麻酒浸，焙干 五味子焙，去枝杖 苁蓉酒浸洗，去沙土，细切，焙干 菟丝子酒浸叁宿，蒸熟，乘热杵烂作饼子，焙干用 人参洗，日干 补骨脂微炒，去毛 木瓜去心，切作片子，焙干用 覆盆子焙干，秦州者佳 白茯苓去筋皮 干山药 牛膝寸切，酒洗，焙干用 秦艽洗去土，焙干，已上各壹两 草薢新者去须，焙用 杜仲去粗皮，蜜水炙，剉，干炒，去绵，各壹两 薏苡仁贰两，炒 沉香贰分 黄耆去根梢、浮皮，炙，剉，杵，取头，末，用壹两，后入拌和

右同为末，再罗过，炼白蜜并醇酒壹半，作面糊为圆如梧桐子大，文火焙干，磁合贮之。每服肆伍拾圆，空心米饮下，温酒亦得。如更入真麝香末贰钱研细，与前药和匀，极有益，可增百余粒，日贰服。

镇心爽神汤 治心肾不交养，上盛下虚，心神恍惚，睡多惊悸，小便频数，遗泄白浊，服此镇心安神。王都处方。

石菖蒲半两，去毛，剉，焙　通草壹钱半，剉，焙　麦门冬壹钱半，汤浸，去心　人参叁钱，去芦，剉碎，焙干　当归叁钱，酒浸洗去砂土，剉，焙　赤茯苓叁钱，去黑皮，剉，焙　天南星壹分好者，炮　橘皮贰钱，去白，焙干秤　半夏壹钱，汤洗柒次，切片，焙干　紫菀贰钱，去芦，汤洗去砂土，剉，焙　干山药贰钱白者，剉碎，焙　细辛贰钱，华[1]阴者，去苗，洗去砂土，焙干　川芎贰钱，不见火，剉碎　五味子贰钱新者，拣去枝梗，焙干　柏子仁贰钱，净洗，微炒　酸枣仁壹钱半，汤浸去壳，炒　覆盆子壹钱半，拣净，焙　枸杞子贰钱，拣净，焙　甘草四钱，炙黄色，剉碎

右件壹拾玖味，如法修事，壹处作粗散。每服叁钱，用水壹大盏，入蜜壹匙，同煎至伍分，去滓，取药汁，入真麝香少许，再煎壹贰沸，放温服，不拘时候。

走马寸金圆 治小肠气痛不可忍者。

玄胡索壹两　当归净洗，去芦，酒浸，壹两　木香半两，不炒　茴香炒，壹两　川楝子壹两　干蝎叁个

右陆[2]件壹处同炒紫色，为细末，醋面糊圆如鸡头子大。每服壹圆，细嚼，空心酒送下。

金铃子圆 治膀胱小肠肾余疝气攻作，脐腹撮痛不可忍者。

川楝子肆两，每个作肆片，用巴豆肆拾玖粒，麦麸同炒，麸焦为度，去巴豆　破故纸　舶[3]上茴香　胡芦巴已上各贰两，并炒

---

[1]华：原脱。据本书其他方剂称"华阴细辛"补。
[2]陆：原作"伍"。大阪本同。"伍"字误。据方中有六味药改。
[3]舶：原作"白"。大阪本同。据本书其他方中作"舶上茴香"改。

右为细末，酒煮面糊为圆如梧桐子大。每服叁拾圆，细嚼，炒胡桃仁叁个，热葱盐酒送下。如人行伍柒里，未止再服之。常服，用盐酒下。

痼冷

神仙赤圆 治阳虚阴盛，手足厥冷，暴吐大下，脉细羸弱，伤寒阴证，悉皆治之。

炼成钟乳粉_{贰两} 附子_{贰两，炮，去皮、脐} 天雄_{叁两，炮，去皮、脐} 川乌头_{肆两，炮，去皮、脐} 阳起石_{壹两，火煅叁度，研如粉}

右为细末，将研者药合研匀。用水煮神曲糊为圆梧桐子大，用朱砂为衣，窨干。每服拾伍圆，温酒下，空心、食前服。如吐痢欲绝，暴虚欲脱者，服贰拾圆至叁拾圆。一方加硫黄壹两、火煅礜石壹两，尤妙。

御前断下圆 治久虚下泻，寒在下焦，肠滑不禁，日夜无度，全不饮食，腹中疼痛。一切虚寒泄泻困乏，并治之。

附子_{贰两，炮，去皮、脐} 细辛_{壹两半} 干姜_{炮，贰两} 良姜_{贰两} 肉豆蔻_{贰两，煨} 诃子_{贰两，去核} 酸石榴皮_{炒黄，贰两} 龙骨_{火煅，贰两} 赤石脂_{火煅，贰两} 牡蛎_{火煅，贰两} 白矾_{火煅，贰两} 阳起石_{火煅，贰两}

右为细末，水煮面糊和圆如梧桐子大。每服伍柒拾圆，空心米饮下，日叁服。

青硫回阳丹 治阳衰阴盛，霍乱吐泻，手足厥冷，脉伏。及治阴毒伤寒。

胡芦巴_{叁两} 硫黄_{壹两} 茴香_{壹两，炒} 木香_{半两} 附子_{壹两，炮}

右末之，酒糊圆如梧桐子大。每服叁拾圆，用盐汤下，空心、食前。

育肠圆 治膀胱肾余小肠疝气，脐腹撮痛，及外肾肿疼。_{石大夫方。}

阿魏_{贰两} 木香_{贰两} 桃仁_{半斤，麸炒} 马兰花_{贰两，醋炒} 补骨脂_肆

两，炒　没药贰两，研　金铃子贰两，炒　茴香贰两，炒　全蝎肆两，炒　川乌肆两，炮

右末之，醋糊圆如豌豆大。每服叁拾圆，炒茴香酒吞下，空心、食前服。

养正金丹　治阳衰虚脱，手足逆冷，脏腑泄泻，虚羸。寒岩升老传。

附子炮，去皮、脐　干姜炮　厚朴姜制　肉豆蔻面裹煨熟　半夏汤洗柒遍，各半两　硫黄半两，细研，水飞

右为细末，酒煮面糊为圆如梧桐子大。每服肆拾圆，空心米饮下。

养正丹　却邪辅正，助阳接真，治元气虚亏，阴邪交荡，正气乖常，上盛下虚，气不升降，呼吸不足，头旋气短，心神怯弱，梦寐惊悸，遍体盗汗，腹痛腰疼，或虚烦狂言，口干上喘，翻胃吐食，霍乱转筋，咳逆不定。又治中风涎潮，不省人事，阳气欲脱，四肢厥冷。如伤寒阴盛自汗，唇青脉沉，最宜服之。

硫黄研细　黑锡去滓净秤，同水银结沙子　水银　朱砂细研，各壹两

右用建盏壹只，火上熔黑锡成汁，次下水银，以柳枝子搅匀，次下朱砂，搅令不见星子，放下少时，方入硫黄末，急搅成汁，和匀。如有焰，以醋洒之。候冷取出，研细，用糯米粉煮糊圆如绿豆大。每服贰拾圆至叁拾圆，盐汤下。此药升降阴阳，既济水火，空心、食前。

乌头煎圆　治沉寒痼冷，及风寒客于肠间，脐腹撮痛，上乘心络，心脾疼不可忍者。呕吐，手足厥冷，并皆治之。刘郎中方。

赤石脂火煅　川椒去黑子并合口者，炒令香　干姜炮　川乌炮，去皮、脐　附子炮，去皮、脐，各半两

右为细末，炼蜜为圆如梧桐子大。每服伍圆至柒圆，用温酒下，不拘时候。妇人用醋汤下。渐渐加至拾圆、拾伍圆，无妨。

太上白丹　治阳衰阴弱，诸虚不足，久积痼冷，脏腑泄泻，脐腹撮痛，呕吐不止，六脉沉伏，四肢厥冷，上气喘促，神思昏乱欲绝。及女人久虚，崩中白带，肌体瘦弱；及虚羸咳嗽，并皆宜服。

阳起石_{火煅壹日，取出研} 礜石_{火煅拾日，出火毒，研} 左顾牡蛎_{盐泥固济，火煅壹日，去土，取白者用} 钟乳粉_{炼成者，已上各半两}

右同研匀。用天雄或附子，火炮，去皮、脐，碾为细末，酒煮糊为圆如桐子大，阴干。每服叁圆至伍圆，用枣汤下，空心、食前服。

助阳丹 疗脾肾虚冷，瘦悴减食，助元阳，接真气，治痼冷。

硫黄_{肆两，别研} 附子_{壹两，炮，去皮、脐} 桂心_{壹两，不见火} 干姜_{炮，壹两} 吴茱萸_{半两，炒}

右为细末，酒煮糊为圆如梧桐子大。每服伍拾圆，空心米饮下。

茸朱丹 治阳衰阴弱，诸虚不足，肌体羸瘦，及精气不固，心肾不交养，恍惚怔忪，梦寐惊魇，遗沥白浊，及妇人子藏虚冷，带下赤白，日渐瘦悴，脐腹冷痛，并宜服之。_{刘郎中方。}

好朱砂_{壹两，用草乌头、蘹麦、黄柏皮、黄药子各壹两，为粗末，用粗磁碗壹个，以姜汁涂炙数遍，以肆味草药铺头盖顶，以兔毫盏盖了，撅壹小坑子，安碗在内，以熟火伍斤煅令烟尽为度，吹去草药灰，取砂研细} 鹿茸_{酒炙，为末}

右每用朱砂壹两、鹿茸末叁两，以枣肉为圆如梧桐子大。每服叁伍粒，人参枣汤下，空心、食前服。此丹受阴阳正气，补心肾诸疾，诚固身异宝。服之却病延年，既济水火，安养精血，在心养神，在肝养魂，在肺养魄，在脾养志，在肾养精。常服添精补体，悦泽颜色；久而服之，延年益寿。

积热

人参饮子 治上壅。_{张国录方。}

人参 桔梗 半夏_{汤泡柒次} 五味子_{去梗} 赤茯苓 白术_{已上各壹两} 枳壳_{麸炒，去瓤} 甘草_{炙，已上各半两}

右㕮咀，为粗散。每服叁钱，重水壹盏半，生姜伍片，煎柒分去滓，空心、食前服，不拘时候亦得。

辰砂茯神散 治心间有风，邪热在内，精神恍惚，忘误怔忪，眠睡不稳，五心烦热，饮食不美，肢体昏倦。

辰砂半两，细研如粉　人参半两　茯神半两，去黑皮秤　白僵蚕壹两，洗，炒　远志壹分，去心秤　犀角屑壹分　牙硝壹分，别研细　甘草壹分，炙微赤

右件为细末。每服贰钱，用薄荷煎汤调下，食后、临卧，日三服。

清心圆　治心有邪热，精神恍惚，狂言呼叫，眠睡不宁。

人参　蝎梢　郁金　生地黄　天南星为末，旧黄牛胆壹个，入天南星末令满，挂于当风处风干，腊月造，如要用时临时旋取　天麻已上各等分

右为细末，用汤浸蒸饼，搜和为圆如梧桐子大。每服贰拾伍圆，人参汤吞下，不拘时候，日叁服，小儿量大小加减服之。

羌活散　治血热生风，皮肤肿痒，生核不散。

防风贰钱　当归贰钱，洗净　甘草壹钱半，炙　生地黄壹分，洗　羌活壹钱半　独活壹钱半　枳壳去穰，炒，壹钱

右件剉为粗散。分作肆服，水壹盏半，煎至柒分，去滓温服，日午、夜卧服。此药性不冷。

三奇汤　治上焦风壅客热，咽喉肿痛，声音不出。

桔梗微炒　甘草炙　诃子煨，去核，各等分

右为粗末。每服伍钱，水壹碗，煎拾余沸，去滓，放温，频频呷服。

火府散　治上焦积热，颊赤口干，心中烦躁，小儿夜啼，上窜咬牙，小便淋涩，口舌生疮。

干生地黄洗，去土　木通剉　甘草炙　黄芩已上各壹两

右为粗末，每服叁钱，水壹盏半，煎至捌分，去滓温服，食后，日可叁服。小儿量大小加减服之。如小便淋沥，即入灯心、竹叶煎服。

清膈圆　治肺气上壅，气促壅塞，面赤痰实，咽膈不利，头目昏眩，肩背拘急，及治面生赤㾴瘙痒。

人参壹两　生干地黄壹两，去土　赤茯苓去皮，壹两　木通壹两　黄耆蜜炙，壹两　桑白皮蜜炙，壹两　枳壳麸炒，去穰，半两　青皮壹两，去白　麦门冬去心，半两　甘草壹两，炙　防风壹两，去芦

右为细末，炼蜜为圆如弹子大。每服壹圆，水柒分盏，煎至陆分，温服食后，日可叁服。一方止作散子，用蜜煎服亦得。

利咽汤 治脾肺蕴热，外搏风邪，乘阳上攻，咽喉肿痛，口干。

桔梗壹两　枳壳麸炒，去穰，半两　甘草炙，半两

右为细末。每服贰钱，用沸汤调，放温服，食后、临卧服。

五通散 治大人、女人、小儿寒月伤热，食温暖太过，逐成积热，春后即成，涎盛上壅，渐成喉痹，咽间闭塞涎缠，烂喉风等疾。许尧臣传为司户方，得之曹圣从。

山豆根剉　朴消生　大黄生，各壹两　粉草炙，叁分　白僵蚕去嘴并丝，洗，控干，生用，叁两

右为细末。每服叁钱，球糖壹块如指大，水壹小碗，煎至半碗，候温温，时时呷少许，仰卧旋旋咽下，不拘时候。

清肺汤三方[1]　治男女肺风热壅，面生赤瘑，脸赤疽疮，似酒渣而非酒渣，能饮酒而不能饮者，皆能有此。许尧臣传岳大监方。

蔓荆[2]子壹两，洗　桑白皮壹两，生用　甘草半两炙用，半两生用　荆芥穗壹两半

右为细末。每服壹钱或贰钱，用好腊茶同点服，食后、临卧服。

又方许尧臣传关总辖方

鸡心槟榔三个，为末　轻粉少许　射香少许　石亭脂如壹个槟榔多

右同为细末。日夕以纸衬桌上，指捻药，干擦赤处。

又方：如酒渣既退，肉瘑已除，不免尚有赤痕，肉色未归，宜用此洗。许尧臣李路分方。

绿豆壳　黑牵牛子　猪牙皂角　茶子枯各等分

右为末。早辰[3]洗面如藻豆末用，以赤根去尽为度。

犀角防风饮 治上焦壅热，颊赤口干，眼目赤痛，咽中干疼，声重

---

[1] 三方：原脱，据目录补。
[2] 荆：原作"京"。大阪本同。据《证类本草·蔓荆实》引《神农本草经》作"蔓荆实"改。
[3] 辰：通"晨"。

痰嗽。及时行疮疹，已出未出，皆可服之。刘郎中方。

牛蒡子叁两，炒　荆芥穗壹两　防风半两，去芦　甘草炙，半两　干生地黄半两

右为粗末。每服贰钱，水壹盏，煎至陆分，去滓温服，食后、临卧，日可叁服。如膈热咽痛，即煎药放温，频频呷服。

痰饮咳嗽

倍姜半夏圆　治痰饮，胸膈不快，呕吐咳嗽。小石医传。

天南星壹两　半夏壹两　橘红壹两　白矾半两　白干姜贰两

右为末，面糊圆梧桐子大。每服伍拾圆，姜汤下。

清壶圆　治痰饮。

半夏壹斤　天南星半斤　神曲半斤

右为末。生姜自然汁和饼焙干，每曲肆两，入白术贰两、枳实壹两，为末，姜糊圆如梧桐子大。每服三五拾圆，姜汤下。

石家紫菀汤　治一切虚劳咳嗽，呕吐血丝，上气喘满，坐卧不安，嗜卧多困，起居少力。

紫菀半两，去土并苗　桑白皮半两，蜜炙　甘草半两，炙　五味子半两　桂去皮，半两，不见火　款冬花半两　人参壹分　麦门冬去心，壹两

右㕮咀。每服伍钱，水贰盏，生姜伍片，同煎至壹盏，去滓温服，不拘时候。

化痰掉圆儿林巢先生

生姜拾贰两，切作片子，盐三两，研细，淹拌壹宿，焙干再秤三分　半夏曲壹两，炒黄　丁香三分　京三棱壹两，煨，切片　甘草半两，炙

右为末，用好面作糊圆如鸡头大。每服叁伍圆，嚼，用生姜汤送下，不拘时候。

消饮圆　治五脏气虚，痰饮停积，多呕恶心，腹胀，大便秘涩。石大夫方。

干姜贰两　茯苓壹两半　白术肆两　枳壳壹两,炒　山药贰两

右为末,面糊圆如梧桐子大。每服叁拾圆至伍拾圆,用生姜汤吞下,食后、夜卧服。

除饮茯苓汤　治嗽,两胁支满,身体浮肿,小便秘涩。石大夫方。

半夏伍两　橘皮肆两　茯苓壹两　白术壹两

右㕮咀。每服伍钱,水贰盏,生姜拾片,同煎至壹盏,去滓,食后温服。

消饮倍术圆　治胃虚五饮,酒癖头痛,眩冒干呕,饮流肠间,动则有声。石大夫方。

白术伍两　削术叁两　桂壹两　干姜肆两,已上肆味,同为细末

右面糊为圆如梧桐子大[1],每服叁拾粒,米饮送下,食后。

丁香半夏圆　治中寒,停饮痰盛,恶心呕吐,胸膈不快。石大夫方。

半夏拾贰两,汤洗柒次　丁皮伍两,不见火　木香壹两,不见火　藿香贰两　陈皮叁两,洗净,焙　肉豆蔻壹两,煨

右为细末,面糊为圆如梧桐子大。每服叁拾圆,生姜汤食后、夜卧服。

中和汤　治肺有风寒,痰壅咳嗽。张维宗方。

紫苏子炒　麻黄去节　柴胡去芦　杏仁去皮、尖,炒　陈皮去瓤　桑根白皮炒　赤茯苓去皮　已上各半两　马兜铃壹分　细辛壹分　款冬花叁分　甘草壹分,炙

右㕮咀。每服贰钱,水壹盏,煎柒分,去滓温服。

茱萸圆　治停痰饮癖,腹胀呕吐,头晕,胸膈刺痛。

半夏柒两　桂叁两　干姜伍钱　吴茱萸肆两,汤洗柒遍　槟榔壹两　赤茯苓肆两　陈皮　枳壳各贰两

右件并为细末,水面糊为圆如梧桐子大。每服伍拾粒,米饮或熟水吞下。

---

[1] 如梧桐子大:原在上一行最后,文义不通。大阪本同。据本书其他丸剂方制药法调整到此。

抽风膏 治头痛。

半夏汤洗柒遍　白僵蚕各半两　全蝎壹个[1]

右同为细末，以绿豆粉和调，贴于太阳上，干即易之。

半夏汤 治肩臂痛。

半夏贰两，洗柒遍，切作薄片　白茯苓贰两，剉

右为细末。每服贰钱，水贰盏，煎至捌分，入姜汁壹蛤蜊壳许，再煎至柒分，食后温热服。

又方**小半夏汤** 治痰饮头眩及臂痛。

半夏汤浸柒遍　白茯苓半两　甘草壹分，炙　橘红半两

右㕮咀。每服三大钱，水壹盏半，姜柒片，煎至柒分，去滓，通口服，不拘时候。

玉真圆 治肾气不足，气逆上行，头痛不可忍，谓之肾厥。其脉举之则弦，按之石坚。

硫黄贰两　石膏煅通赤，研　半夏汤洗柒遍，各壹两　硝石壹分，研

右为末，研匀，姜汁糊圆如梧桐大，阴干。每服叁拾圆，姜汤或米饮吞下。更灸关元百壮。

《良方[2]》中有黄圆子亦佳。《素问》云：头痛巅疾，下虚上[3]实，过在足少阴巨阳，甚则入肾，徇蒙招摇，目瞑耳聋。下实上虚，过在足少阳、厥阴，甚则在肝。下虚者，肾虚也，故肾厥则头痛。上虚者，肝虚也，故肝虚则头晕。徇蒙者，如以物蒙其首，招摇不定。目眩耳聋，皆晕之状也。故肝厥头晕，肾厥巅痛，不同如此，治肝厥则用钩藤散。

钩藤散 治肝厥头晕，清头目。

钩藤　陈皮净洗，焙　半夏姜制　麦门冬去心　茯苓　茯神　人参　甘菊花　防风 已上各半两　甘草壹分，炙　石膏壹两

右为粗末。每服肆钱，水壹盏半，姜柒片，煎捌分，去滓温服。

---

[1] 个：大阪本作"两"。

[2] 良方：今本《苏沈良方》及《妇人良方》中均无"黄圆子"一方。

[3] 上：原作"攻"。大阪本同。据《六书脏象论》改。

前胡汤 治两背胛痛。

前胡肆两，去芦，姜制　陈皮贰两，去白　白芍药肆两　干姜壹两，炮　甘草半两，炙

右为粗末。每服肆钱，枣壹个，水两盏，煎至柒分，去滓温服，不拘时候。忌生冷物。

人参饮子 李景扬所服喘药三方，治肺受风寒，咳嗽喘急。

人参壹分　甘草壹两，炙　麻黄壹两，去节　半夏贰拾捌个，姜汁制　诃子贰拾贰个　白茯苓壹两

右为细末。每服贰钱，腊茶壹钱，姜钱叁片，水壹盏半，煎至柒分，通口服，日进叁服。

又传**千缗汤** 治久新咳嗽，服之立验。

皂角不蛀者，炙，壹寸　甘草炙，壹寸　半夏柒个，炮裂　生姜壹块，捶碎

右㕮咀。以上只壹服，用水壹盏半，煎柒分，去滓温服。

又传喘药方，**皂角煎圆**。

皂角不以多少，为末，以枣肉为圆如梧桐子大。每服五圆、七圆，人参汤下，茶清亦得。

南星圆 治伤风咳嗽，经验方。

细辛去土，并根叶秤　半夏汤洗柒遍　天南星汤洗柒遍　温姜炮

右各等分，为末，以生姜自然汁打糊为丸如黍米大。每服贰拾粒，生姜汤下。常服，即以独活代细辛。

人参前[1]胡汤 治风痰攻作，头风头痛，目眩旋运，胸膈不利，呕逆，不欲饮食。

前胡去苗，叁分　人参叁分　陈皮去白，半两　半夏曲半两　枳壳麸炒，去瓤，半两　甘草炙，半两　紫苏叶柒钱半　赤茯苓柒钱半　木香半两

右为粗末。每服三钱，水壹盏半，生姜柒片，同煎至捌分，去滓，稍热服，不拘时候。

---

[1] 前：原作"煎"。大阪本同。据目录改。

五痹汤 大治风痰饮攻作，臂膊疼痛。

姜黄贰两 羌活壹两 白术壹两半 甘草壹两 已上皆生用

右咬咀。每服约用伍大钱，水贰盏，姜拾片，煎至柒分，去滓，温服无时，日贰服或叁服。

半夏橘皮汤 治阳浊不清，上焦壅塞，失于下降，阴气轻疏，上下不得相滋，心生恍惚，神志不宁，下部乏怯，津液不密，脾藏不和，痰饮留滞，宜服。王都巡方。

人参叁分，去芦头，剉，焙 白术半两，剉，焙 川芎壹分，不见火 北桔梗壹分，去芦头，剉，焙 橘皮去皮，汤洗，焙干秤，肆钱 半夏汤洗柒次，切片子，用壹分 白茯苓壹分，剉，焙

右件柒味，作粗散。每服叁钱，用水壹盏，入生姜伍片，同煎至伍分，去滓温服，不计时候。

白芷圆 治气虚头晕。出《本事方》。

白芷 石斛去根 干姜叁件各壹两半 细辛去苗 五味子 厚朴去粗皮 肉桂去皮 防风去芦 茯苓 甘草炙 陈皮捌件各壹两，洗 白术壹两壹分

右为细末，炼蜜圆如梧桐子大。每服叁拾圆，清米饮下，不饥不饱服。乡人邵致远年八十有三有此疾，得此方数服即愈。渠[1]云：杨吉老传。

分涎汤 治风痰留滞，膈间虚满，食即恶心，咽物上喘，涎唾不利。服此顺阴阳，消痞满。许尧臣方。

人参新罗者壹两，用拣参 天南星壹两，去外皮，湿纸包，慢灰火煨香熟 半夏汤炮柒次令软，每个切作肆片，秤壹两，以生姜汁浸壹宿，焙 枳实去穰，壹两，切，微炒 陈橘皮去穰，焙干秤，壹两 苦桔梗去芦，取壹两

右各剉如米粒大。每服贰钱，水壹盏半，生姜拾大片，同煎至半盏，去滓候温，通口旋呷少许，徐徐咽下，食后、临卧服。服了高枕仰卧。

---

[1] 渠：即他。此指邵致远。

钟乳散 治寒嗽不止。

钟乳粉修事了者　人参　阿胶炒

右叁味等分为末，用糯米饮调服。

六物汤 治痰气上攻，头旋目运，呕吐，胸膈不快。及治痰疟潮作，寒热往来，头痛不止。刘郎中。

白术壹两,焙　人参去芦,壹两　赤茯苓去皮,壹两　半夏汤洗柒次,壹两　橘皮洗净,焙,壹两　枳壳麸炒,去穰,壹两

右陆味，碾为粗末。每服伍钱，水两盏，生姜伍片，同煎至捌分盏，去滓温服，不拘时候，日进叁服。

旋覆花圆 治停痰饮癖，结在胸膈，支满倦怠，不思饮食，食则不下，逆气上冲，喜唾干呕，温温恶心，腹中消水声，两胁坚痛。及理风虚体弱，头疼眩悸，心忪目晕。刘郎中传。

旋覆花去梗,贰两　川乌头炮,去皮、脐,贰两　半夏汤洗柒遍,肆两　赤茯苓壹两半　干姜炮,壹两　陈橘皮洗净,焙,壹两

右为细末，用白面糊和圆如梧桐子大。每服伍拾圆，熟水下，食后、临卧服。

治痰饮，**茱苓圆**。新均州李知府传。

吴茱萸肆两,汤洗柒遍　白茯苓肆两

右为末，面糊圆桐子大。每服伍拾圆，米饮、熟水下。

泄痢秘涩、酒毒、下血附

八仙散 治一切泻痢，无问赤白，并皆治之。小石医传。

人参　罂粟壳炒　艾炒　干姜炮　乌梅取肉　枣去核　当归酒浸壹宿　甘草炙

右等分，㕮咀。每服伍钱，水壹盏半，煎至捌分，去滓温服。忌生冷、炙爆、腥臊之物。

立效饮子 治赤白痢神效，不可具述。刘郎中方。

罂粟壳半两，先剪去蒂，炙　人参去芦，壹分　厚朴壹两，去粗皮，剉碎，姜汁炒熟　白茯苓半两，去黑皮　干姜壹分，炮　乌梅叁个，连核用　甘草半两，炙

右为粗末。每服伍钱，水壹盏半，生姜叁片，枣壹个，煎至壹盏，去滓温服。小儿量大小服。若赤多者，加黑豆叁拾粒同煎。大人、小儿皆可服，不拘时候。

小黄耆圆　治酒毒五痔。

绵黄耆肆两　芎䓖贰两　枳实麸炒，去穰秤贰两

右为末，水煮面糊为圆桐子大。每服叁拾圆，食前米饮下，日进叁服。

治痢调中散　治赤白下痢，肠胃虚弱，冷热气相搏，乘虚渗入大肠，则为痢。重者血与脓相杂如浓涕；轻者脓血上有赤脉薄血，状如鱼脑。日夜不绝，脐腹疗痛。

防风壹分，去芦　木香壹分　人参贰钱　白茯苓贰钱　当归壹钱　甘草炙，壹钱　黄耆壹分，蜜炙　熟干地黄贰钱　罂粟壳壹拾肆个，蜜炙

右为细末。每服叁钱，水壹盏半，生姜叁片，枣子壹枚，同煎至捌分，通口服，不拘时候。

断下建脾圆　治冷热不调，肠胃虚滑，泄泻无度，里急后重，脐腹大痛，饮食减少，诸痢经久不差，建养脾胃，蠲除湿冷。杨相公方。

木香　干姜炮　苍术米泔浸壹宿　肉豆蔻面裹烧令面熟，不用面　川黄连去须，已上各等分

右件为细末，面糊为圆如梧桐子大。每服壹百圆，空心、食前，米饮下，日进叁两服。

木香厚肠圆　治下痢泄泻，肠滑腹痛后重，日夜无度。石大夫方。

厚朴贰两，炙　肉豆蔻煨，壹两　木香壹两　黄连贰两，用吴茱萸贰两炒令紫色

右同为细末，白面糊圆如梧桐子大。每服叁拾圆至肆拾圆，米饮下。

钟乳豆蔻圆 治脾虚滑泄,及下痢纯脓久不差,宜服此。石大夫方。

钟乳粉　肉豆蔻煨　乌头炮,去皮、脐　赤石脂　干姜炮　龙骨研　附子炮　白石脂　硫黄已上各壹两

右为细末,面糊圆如梧桐子大。每服叁拾圆,用米饮下,空心、食前。

双仙散 治丈夫、女人、小儿一切痢。孙尚书方。

木香壹块方圆壹寸　黄连半两

右贰味以水半升同煎干,去黄连,只将木香薄切,焙干为末。分叁服,第壹服橘皮汤,第贰服陈米饮,第叁服甘草汤调下。此方李景纯传,有一妇人久患痢将死,梦中观音授此,服之遂愈。

养脏汤 治脾元虚弱,寒湿结聚,或误伤脾胃,胸膈痞塞,脏气不和,泄泻,肠鸣,腹痛,水谷不化,或如脓痢,呕逆恶心,两胁胀闷,瘀痛气痞,四肢逆冷,自汗,乏力怠惰,不进饮食。

川厚朴极厚者,去尽粗皮,刲细,生姜、厚朴等分捣细,贰物和匀腌壹宿,炒令香熟,焙干秤半斤　附子陆柒钱者,炮裂,汤泡,去皮、脐,切,焙干,肆两　干姜白色者,洗净,刲,炒令香熟,焙干,贰两　甘草好者,刲,炒焙,叁两　益智去壳,洗净,焙干,肆两　茴香去沙土并梗,洗净,焙干,炒令香熟,肆两　罂粟壳去穰并两头,刲碎,蜜拌匀腌壹宿,炒令深紫色,肆两　人参去芦,洗净,切,焙,贰两　缩砂去壳取仁,揉令净,焙干,伍两

右为㕮咀。每服叁钱,水壹大盏[1]半,生姜伍片,枣子叁个拍开,煎捌分去滓,食前温服。

四神散 治诸痢。

陈皮　青皮　甘草　罂粟壳

右各等分,如是赤白痢并脏腑[2],除青皮,陈皮不去穰,将甘草、罂粟壳半炙半生用;如是赤痢,即将甘草、粟壳全生用。如是白痢,即

---

[1]壹大盏:原作"大壹盏"。大阪本同。据本书其他方剂用水表述方式乙正。
[2]并脏腑:大阪本同。三字疑衍。

将甘草、粟壳全炙用。其青皮、陈皮不问赤痢、白痢皆不去穰。为细末，每服贰大钱，用米饮调下，不拘时候。

治脏腑滑泄不止，**附子汤**。

诃子_{伍个，炮过，捶去核}　肉豆蔻_{肆个，生面裹，火煨熟，去面}　大附子_{壹个，炮伍遍，入水，去皮、脐}

右叁味为末。每服伍钱，米饮调下，食前。

治赤白痢疾诸药不效者，**地榆散**。

地榆_{半两}　青皮_{壹分，去白}　陈皮_{半两，去白}　白姜_{半两，炮}　罂粟壳_{壹两，蜜炒}　酸石榴皮_{半两}　甘草_{半两，炙}

右为粗末。每服贰大钱，水壹盏，蜜半匙，煎至柒分，去滓温服，不拘时候。不问赤白泻痢只壹服。

治酒积下血，**香连圆**。

大黄_{壹两半，纸裹蒸}　官桂_{壹两，怀干}　木香_{壹两，怀干}　黄连_{壹两，去芦头}　羌活_{壹两}　郁李仁_{壹两，去皮，研}

右件捣罗为末，然后入郁李仁和匀，炼蜜为圆如梧桐子大。每服贰拾圆至叁拾圆，用温酒下，不饥不饱时服。饭饮下亦得。

又方治下血，**黄连**[1]**圆**。

黄连贰两拣净，无灰酒贰升煮干，添酒再煮，至黄连色黑为度。焙燥，研为细末，面糊为圆。每服叁拾圆，温陈米饮下，不拘时候。

神应汤　治危证痢患，无问赤白。

薤白_{贰拾壹条}　枣_{柒个，擘开}　罂粟壳_{伍个，去顶盖子、穰，只使净壳}　乌梅_{伍个，去核}　甘草_{贰段各壹寸}

右件生捶碎，用水贰碗，煎至捌分碗，分作叁服，空心、食前，连进立定。

猪骨煎　治老人脏腑不通。_{陆驻泊楹仲安传。}

肉苁蓉_{洗去土}　牛膝_{去芦}　当归_{去芦}　人参

---

[1] 连：原脱。大阪本同。据目录补。

右件各等分，为细末。以猪筒骨髓用无灰酒熬成膏子，调前药末如稀糊样，每以贰匙计，用酒化下，食前、临卧服。

夺命丹 治诸般泻痢。舒州添差赵通判传。

五灵脂碾细末，壹两　巴豆拾个，去皮壳，次用竹纸去油尽

右件贰味，同壹处研匀。至端五日午时，对日滴水为圆如粟米大，若圆不就，用少稀糊亦得。临修合时，不要妇人并鸡、猫、犬见。如水泻，用新汲倒流水下；如白痢，用干姜、蓬术煎汤下；如赤痢，用甘草、罂粟壳煎汤下。空心、食前或临卧服，忌生冷。小儿每服壹圆，大人每服贰圆。如有孕妇，不得服。大有神效。

吕真人养脏汤 治脏腑滑泄，下痢赤白，里急后重，及肠风下血。

罂粟壳蜜炙，贰两　厚朴去粗皮，壹两　苍术米泔水浸壹宿　天仙藤　泽兰叶　木通　甘草炙　陈橘皮

右为粗末。每服肆钱，水贰盏，砂石铫内煎至壹中盏，去滓热服，空心、食前。忌生冷、油腻、毒物。此药性温无毒，能阴能阳，分水谷，止泄泻。治诸般痢，不以年深日近，脐腹疼痛，后重里急，去后无时，一切脏腑病，悉皆治疗。泻暴下赤白脓痢，只用淡水煎；血痢、便血加当归、地榆少许；肠滑夜起，腹内虚鸣，加附子少许；脱红尘下，肛门疼痛，加川芎少许。其药滓可再煎服，此药老人、小儿、产妇、孕妇皆可服，功效其速。

神仙团参阿胶散 治大人、小儿五色恶痢，状如鱼脑，或如豆汁，移床就厕，昼夜无度，诸药无效。叁服定差，或老或小，若虚若实，妇人产前、产后皆可服之。紫邠中方。

御米[1]壳壹两连顶者　阿胶壹两，用蚌粉成珠子　人参半两紫运者　黄芪半两

右件为粗末。每服叁钱，生姜叁片，枣子贰个，水壹盏半，煎至壹盏，去滓温服，不拘时候。小儿壹服分叁服，食前服。

---

[1] 御米：即罂子粟，《证类本草·罂子粟》引《开宝本草》别名"御米"。

赤白痢方 治大人、小儿脏腑虚寒，肠鸣泄泻，日夜无度，以至脐下连小腹疼痛，服药无效。何路分传。

肉豆蔻壹对，用面裹煨，面黄为度　木香　黄连各壹分，剉碎

右用银铫子将水微浸，炒去水，贰药俱干，用纸铺在地上去火毒，其焦黑滓不用。入豆蔻一处碾为细末。每服贰钱，陈米饮调下，食前服。小儿每服壹钱。

木香膏 治久痢滑泄，大便频并。刘郎中传。

白芍药　白茯苓　甘草炙　厚朴姜制　当归洗　青皮去白　白术微炒　干姜炮　诃子肉煨，已上各贰钱半　罂粟壳半两，蜜炒　木香壹分

右为细末，炼蜜为圆如弹子大。每服壹圆，水柒分，入乳香，同煎至伍分，通口服，不拘时候。

断痢圆 治久痢，诸药不效者。牛主簿传。

右用五苓散，用粟米饮[1]研细如糊，圆如弹子两个大。缓急之间搥碎，以白水壹大盏煎开，温服，不拘时候。未止再煎服。

神授丹 治肠胃虚滑，泻痢久不止，服诸药无效。

附子壹枚重柒捌钱者　肥青州枣贰拾枚

右用水贰升，将贰味同煮，熬耗水壹半，将附子候软去皮、脐，切肆片，再煮贰拾余沸，取出附子，焙干，为细末，用枣肉为圆如梧桐子大。每服叁肆拾圆，米饮下，空心、食前，日可叁服。老人脏滑尤宜服。

固肠汤 治冷热不调，下痢赤白，及泄泻不止，脐腹撮痛，后重里急，日夜遍数频并。王涂泽方，刘郎中传。

罂粟壳贰两，蜜炒　甘草叁钱，炙　干姜炮，叁钱　木香壹钱半　陈皮净洗，焙，肆钱　诃子肉叁钱

右为粗末。每服叁钱，水贰盏，入陈米壹撮，煎至捌分盏，去滓温服，不拘时候，日可叁服。如冷白痢，更加干姜煎服之。

---

[1] 饮：原作"饭"。据大阪本改。

肉豆蔻散 治脏腑冷热不调，下痢脓血，脐腹撮痛，里急后重，日夜遍数频并，并皆治之。刘郎中传。

肉豆蔻面裹煨,壹两　罂粟壳壹两,去两头,蜜炙黄　甘草炒黄黑色,壹两　干生姜炒黄黑色,壹两

右为细末。每服肆钱，水两盏，煎至壹盏，通口服，不拘时候，日可叁服。如赤痢，多加甘草壹寸煎服；如白痢，多炒生姜壹块指大煎服。

鹤寿丹 治虚冷沉积，攻作泄痢久不止。

伏火朱砂叁钱　枯矾叁钱　粉霜叁钱　黄丹飞,叁钱　轻粉肆钱　硝石贰钱

右件研匀，用蒸饼半两和圆如鸡头大。每服壹两粒，米饮下，日贰服。

灵砂丹 治久积泄泻及冷热不调，下利赤白，日夕无度。刘郎中传。

巴豆去皮,贰拾壹个　朱砂壹钱,别研细　硇砂壹分,别研细　黄蜡叁钱

右先将蜡于银石器内重汤煮，置巴豆在内，候巴豆紫色漉出，去拾肆粒破者不用，留余柒粒，乳细，同朱砂、硇砂乳匀，用蜡和成块。如要服，旋圆如绿豆大。每服肆粒至陆粒，更看虚实加减服之。泄泻，米饮下；白痢，干姜汤下；赤痢，甘草汤下；脓血交杂，干姜、甘草汤下。临卧服。

朴附圆 治脾胃虚弱，脏腑泄泻，不思饮食，肢体倦怠。李郎中尧卿传。

川厚朴伍两,去皮,剉如骰子大　附子叁两,去皮、脐,炮,每个切作陆片　生姜壹片,切作片子　枣子壹百枚,如小,即加伍拾个

用水叁大碗同煮，候附子无白心为度。留下枣子，以朴、附贰件焙，去生姜不用，再入：

人参壹两　肉豆蔻壹两　干姜壹两　诃子壹两

右肆味同朴、附为末，用煮下枣去皮、核，用肉为圆如桐子大。每服伍拾圆，米饮吞下，不拘时候。

二气丹 治暴泻虚滑，手足逆冷，六脉沉伏，阳气欲绝，并宜服之。

桂心 干姜各柒钱，炮 附子半两，去皮、脐，炮 硫黄半两，研 肉豆蔻叁钱，煨 胡椒贰钱半

右为细末，面糊圆如梧桐子大，朱砂为衣。每服叁拾圆，空心米饮吞下。

平胃正气散 治脾胃气虚，脏腑泄泻。常服建脾暖胃，调气温中，祛逐寒邪，辟山岚瘴气，进美饮食。颜侍郎传。

苍术米泔浸壹宿，薄切，焙 甘草用盐炙 厚朴剉成片，生姜制壹宿，取出，和姜炒紫色，以香为度 陈皮洗，去穰 藿香叶去梗 半夏用百沸汤烫柒遍，洗去滑，薄切，焙干，为末，用姜汁糊作饼子，晒干，再炙焦黄色，用时再打碎，微炒

右等分，为粗末。每服贰大钱，水壹盏半，生姜钱伍片，枣叁枚，同煎至壹盏，去滓服，食后服。

水煮木香圆 治一切赤白脓血相杂，里急后重，或脏腑滑泄，日夜无度，或积寒久冷，脐腹疼痛，可思饮食。赵德庄少卿传。

罂粟壳贰两肆钱，蜜炙 当归壹两陆钱，洗，去芦头 甘草捌钱，炙 青皮捌钱，去白 诃子肉贰钱 木香贰钱

右件为细末，炼蜜为圆，壹两半作拾圆。每服壹圆，水捌分盏，煎至陆分，和滓温服，不拘时候服。

大腹皮圆 调脾胃，顺气，去肠中湿积，遇春夏秘泄不常，或飧泄，里急后重等疾。

大腹皮洗，剉，肆两 厚朴去皮，贰两，姜制 陈皮去穰，贰两 桔梗壹两 附子生，去皮、脐，壹两 葫芦巴壹两 马蔺花壹两 诃子去核秤，壹两 半夏壹两，每个切作两片

右一处以水伍升，煮干，取药焙，捣为细末。别用京三棱贰两捣末，米醋壹升半，砂器内慢火熬成糊，约度留少末和杵如梧桐子大。每服叁拾圆，生姜汤或酒下，空心服。

针头圆 治一切泻痢、赤痢，甘草汤下；白痢乌梅汤下；水泻姜汤下；热泻井水搅沸汤下；积泻米饮下。许尧臣方。

杏仁去皮尖，烧肆拾玖个存性　巴豆去壳，烧各存性肆拾玖个　缩砂仁烧存性肆拾玖个　乌梅肆拾九个，去核，微烧　百草霜研，半两

右为细末。用久年荞酒蜡熔开，搜前药作壹块，临用旋圆绿豆大。每叁伍圆，小儿壹贰圆，以前汤使下。

治虚寒泻痢，肠鸣腹痛，形体羸瘦，全不思食，气力困乏，**大荜拨圆**。

荜拨　胡椒　附子炮，去皮、脐　白石脂　龙骨各壹两　桂去粗皮，壹两半　干姜　缩砂仁　诃子煨，去枝　白术各叁分　当归半两　厚朴去粗皮，姜制，壹两半

右为末，炼蜜和圆如梧桐子。每服伍拾圆，温米饮下，食前服。

妇人

白芷暖宫圆 治经候不调，或下赤黯色，或淡赤色，身体羸弱，气力疲乏，不思饮食，腰背肋牵连小腹，常作疼痛，及治带下等疾。

白芷肆两　当归壹两　良姜壹两　附子壹两，炮，去皮却秤　干姜壹两半　川芎壹两　白芍药壹两半

右为细末，酒与姜汁各壹半，打糊为圆如梧桐子大。每服肆拾圆，空心紫苏叶煎汤下。

经济丹 治妇人血气不足，荣卫俱虚，心气不宁，夜卧惊怖，梦寐不祥，心虚自汗，乏力倦怠，饮食减少，咳嗽痰实。常服补养心血，安神定志，令人血壮气实，极有神效。太门柳寺丞传。

白茯苓壹两　白茯神壹两　白芍药壹两　远志壹两，去心　乳香半两，别研　当归壹两，酒浸壹宿，焙干秤　酸枣仁半两，去壳，炒　人参壹两，去芦　没药壹两，研　朱砂半两，别研　又方：或令添真石菖蒲壹两，只用枣肉圆，亦得。

右拾味为末，炼蜜为圆梧桐子大。每服叁拾圆，加至伍拾圆，枣汤下，人参汤亦得，食后服。

治妇人虚劳，气血不足，**六味乌梅地黄圆**。

生干地黄肆两　熟干地黄肆两　乌梅去仁取肉，肆两　赤芍药壹两　川当归半两　川芎半两

右各焙，为末，炼蜜圆如梧桐子。每服叁拾肆拾圆，空心、食前，温酒下。或作大圆嚼，亦好。

清肺汤　治妇人肺热生风，面䘌。

川当归壹分，去芦头秤　川芎壹分，到　生地黄壹分，洗，切　赤芍药壹分，到　防风壹分，去芦头　黄耆壹分，去根，到　荆芥穗壹分，切　甘草半两，炙，到

右为细末。每服贰钱，水壹盏，煎至柒分，通口服，食后，日贰服。

阳起石圆　治妇人血海久积虚冷，不成妊娠，脐腹冷痛，崩中带下。

阳起石火煅，细研，贰两　干姜贰两，炮　白术叁两　熟干地黄壹两，洗，焙　吴茱萸叁分，汤浸洗柒遍，焙干，微炒　牛膝叁两，去芦，酒浸，焙

右为细末，炼蜜和成剂，捣伍佰杵，圆如梧桐子大。每服叁拾圆，温酒空心及晚食前。

治妇人诸虚，补血海，祛风调经，进食壮气，**附子汤**。

附子壹两，炮，去皮、脐　桂心叁分，不见火　熟地黄叁分，洗，焙　牡丹皮叁分　当归壹两，洗，焙　川芎壹两　艾叶半两，炒

右为粗末。每服叁大钱，水壹盏半，生姜伍片，煎捌分，去滓，通口服之。

治横生难产，**黑神散**。此南阳公主方。

百草霜　香白芷各等分

右研匀。每服贰钱，酽醋茶脚许、童子小便用半盏，调开药，次入

温酒半盏调下，须是扶起产妇正坐服之。如未[1]，再进壹服，良久便正生。

又催生方 右用蓖麻柒粒去皮，于乳钵以顺手研细，涂足心，有验，急洗去药。左转研四十九匝。

治面黠，**粉刺方**。

右用杏仁末和鸡子白傅之，壹宿即落。或涂之过壹宿，次日泔洗之。

积德丹 治女人一切病，服之令人有子。

熟干地黄肆两，洗，焙　牡丹皮贰两，去骨　官桂壹两贰钱，去粗皮，不见火　白芍药贰两

右为细末，炼蜜为圆如梧桐子大。每服叁拾圆，温酒或米饮，空心、食前，日可叁服。

益阴丹 治妇人百病，及治胎前产后诸疾并治之，功不尽述。许尧臣方。

卷柏洗，去泥土并根，贰两　当归叁两，去芦　牡丹皮叁两　白芍药　陈皮　干姜　肉桂不见火　白术　白茯苓　香白芷　延胡索　茴香炒，各叁两　黑豆　糯米各贰茶盏，与延胡索、茴香、豆、米肆味同炒令熟　百草霜贰两，别研令细

右为细末，炼蜜为圆，每两分作拾圆。每服壹圆，以温酒化下，食前空心时服之。

伏龙肝散 治妇人崩下五色，日渐瘦弱，腹中冷痛。石大夫方。

赤石脂　川芎　人参　禹余粮火醋淬，火内令酥，细研　当归洗，去芦　白术　乌贼鱼骨细研　柏叶焙　伏龙肝　甘草炙　阿胶蚌粉炒　地黄洗去土，酒浸壹宿，焙　白芍药　附子炮裂，去皮、脐　牛角䚡酥炙焦

右等分，同为细末。每服叁钱，温酒或米饮调下，不拘时候。

艾煎丹 治女人诸虚不足，气血衰耗，长育劳伤，水期[2]不匀，

---

[1] 未：大阪本同。此后疑脱"正"字。
[2] 水期：大阪本同。少见有"水期"之说，当为"经期"之误。

头目昏重，四肢困弱，赤白滞下，脐腹冷痛，气上抢心，精神恍惚，夜梦颠倒，或久不成孕，毛发枯槁。凡血海之疾，悉治。叶知县方。

白艾肆两，用药以糯米粉打糊搜湿，猛火焙干脆，急捣为细末　白芍药贰两　赤芍药贰两　九蒸熟干地黄贰两　生干地黄壹两　赤石脂壹两，炒　禹余粮壹两，烧红醋淬伍遍　阿胶壹两，麸炒　白茯苓壹两　紫石英贰两　泽泻壹两，去枝梗　干姜半两，炮　人参壹两　伏龙肝壹两，炒　肉苁蓉贰两，酒浸壹宿，切，焙干　牡蛎壹两，大火煅红

右拾陆味为末之，醋糊为圆如梧桐子大。每服伍拾圆，空心温酒或米饮吞下，日叁服。

大温经圆　治女人冲任经虚，腰腹冷痛，经候不匀，或断或多，面色萎黄，肌骨瘦弱，或带下赤白，久不成妊。自强传。

吴茱萸壹两，沸汤浸两次，焙　当归半两，去芦尾，只用中间独茎　大芎半两　白芍药半两　人参半两，去芦　牡丹皮半两　肉桂壹分，去皮　阿胶半两，蚌粉炒　熟干地黄贰两，洗，焙　白茯苓壹两　蒲黄壹分，微炒，只用白芷亦佳　艾叶壹两，用醋滴炒赤色　南琥珀贰分，如血色者佳　附子柒钱壹只，炮，去皮、脐，净半两　朱砂壹分，别研入末

右拾伍味，炼蜜圆如梧桐子大。米饮下肆拾粒，空心、食前，日叁服。大忌生冷动气之物。

聚宝丹　治室女经寒，血脉不调，所下过多，日渐瘦弱，面无颜色，不能进食，并宜服之。

当归洗，去芦　木香不见火，贰味各半两，为细末　琥珀壹分，别研入　乳香贰钱，别研入　没药贰钱，别研入　麝香半钱，别研入　辰砂壹分，别研入

右件药和匀，用热汤和圆如鸡头肉大。每服壹粒，用酒磨化，空心、临睡服。

补血艾煎圆　补虚羸，益血气。治冲任虚损，月水不调，脐腹疗痛，腰腿沉重，四肢倦怠，百节酸疼，心怯恍惚，忧恚不乐，面少光泽，饮食无味。除下脏风冷，治带下三十六种疾，崩中漏下五色，子宫久冷无子，及数堕胎，或因产后劳损冲任，血气虚羸，肌瘦嗜卧，寒热

咳嗽，天阴手骨节冷痛。久服，补暖元脏，润泽肌肤，长发去鼾，除头风，令人有子。每服伍拾圆，空心、食前，温酒下。

鹿茸半两，去毛，酥炙　附子壹两，炮裂，不去皮　芍药肆钱　苁蓉壹分，酒浸壹宿，焙　真阿胶半两，蚌粉炒焦　泽兰叶半两，炒　桂去粗皮，肆钱，不见火　川芎半两　厚朴去粗皮，姜汁制半两　藁本半两　黑豆半盏，炒熟　防风壹分　熟干地黄半两，酒[1]浸　当归半两，去芦，酒浸壹宿　白术肆钱　柏子仁肆钱，别研　干山药半两　甘草半两，炙　香白芷半两　干姜壹分，炮　五味子肆钱，去枝梗　茯苓壹分　细辛去叶、土，壹分　卷柏去根，壹分　川椒壹分，炒黑色　人参壹分　杜仲去皮，壹分，炒去丝　牛膝壹分，酒浸壹宿，焙　蛇床子壹分　续断壹分　艾叶炒，壹分，去梗　芜荑仁壹分　紫石英叁分　赤石脂半两　硬石膏半两，煅红，去火毒　禹余粮半两，醋淬伍柒次令酥脆

右件同捣罗为细末，炼蜜和圆如梧桐子大。每服伍拾圆，温酒吞下，炒姜酒亦妙，空心、食前服之。

沉香养血圆　治女人冲任久虚，风冷乘于子宫不作孕，或成孕多致损堕，月事或不调匀，脐腹疼痛，或时漏下赤白，淋涩不断，肌肤黄瘦。一切血气不调疾，神验。石大夫方。

白术　川芎　当归焙干　川续断　熟干地黄焙干　白干姜炮　香白芷已上各壹两　大叶真艾半两，炒　沉香半两，剉碎

右用捣罗为细末，炼蜜和圆梧桐子大。每服伍拾圆，食前、空心，酒或米饮下，日贰。服此即永无损娠之患，神应。

产后汗方　右如虚出汗，用防风不以多少，麸炒赤色，碾为细末，煎猪皮汤调下。如伤风汗，别有药。

产后泻方　右酸米醋炒香附子，碾为细末，米饮调下。

治妇人面生疮　右用白胶香壹小块，火上烧烟熏之，妙。

养荣汤　治男子、妇人荣经不足，肌瘦倦怠，咳嗽发热，皮肉枯悴，口苦舌干，不思饮食。

---

[1]酒：原作"浸"。大阪本同。据本书其他方剂中熟干地黄炮制法改。

黄耆贰两，蜜炙　　川芎壹两半　　当归贰两　　甘草壹两半，炙　　白芍药贰两　　白茯苓贰两　　桂壹两壹分　　人参贰两　　熟地黄壹两壹分　　五味子贰两，如女人服，去五味子，加牡丹皮贰两

右为粗末。每服肆钱，水壹盏半，生姜叁片，枣子壹枚，同煎至捌分，去滓，通口食前服。

当归圆　治妇人气血虚损，冷劳，败血攻疰，手足疼痛，上焦虚热，口苦舌干，虚汗，兼脾胃不和，饮食无味。

人参切，焙　　白茯苓切，焙　　藁本洗，切，焙干　　川芎切，焙　　当归洗，切，焙秤　　牡丹皮洗，干秤　　白芍药切，焙　　白术切，焙　　肉桂去皮，不见火　　白敛切，焙　　甘草炙，焙　　藿香洗，晒干，不见火　　白芷切，焙秤　　玄胡索炮，已上各半两　　干姜半两　　没药别研　　赤石脂别研，贰味各肆钱重

右为末，炼蜜圆如梧桐子大。每服伍拾圆，食前温酒下。

人参刬散　去热解劳，调顺经水，滋养新血，药性中和，退热，无大寒极冷之剂。蔡郎中传。

黄耆叁分　　黄芩　　熟地黄洗了秤　　白术　　赤茯苓去皮　　赤芍药　　麦门冬去心了秤，已上柒味各壹分　　柴胡去苗，半两　　人参去芦　　知母　　当归去芦　　甘草炙，已上肆味各叁钱半

右并生剉如麻豆大，焙干，入瓷器中收。每服肆钱，水壹盏半，竹叶、灯心叁寸长，各柒茎，煎至柒分，去滓温服，不拘时候，日叁服。至病退，即勿服。

诜诜圆　治妇人子宫久冷，胎孕不成，累有所损，或多漏下，皆由子脏虚弱，风冷乘之。常服养血无病，补一切怯弱，治生产过多，令人虚损，或畜血瘀闭，作妊不成，服此永无带下之病，常使新血自安，子脏坚牢。须是志心服食，忌生冷、陈藏、海味、脯腊、瓜、姜等物，及戒杀生，如蟹、蛤之类，皆不可食。如全家不杀生，其验尤速。周士言自异人见传，如都水鲁荣伯、御史孙君孚、少监韩致之皆获其效也。服此药得效后，须广传布。异人所说如是。刘郎中传于王云泽。

当归大者洗净去芦，用酒漫一宿，焙，壹两　　熟干地黄净洗，焙，贰两　　川

芎大者，壹两　牡丹皮壹两，去心　赤芍药壹两　桂去皮，不见火，壹两　金钗石斛去根，壹两　川白姜壹两，炮

右为细末，用醋面糊为圆如梧桐子大。每服叁拾圆至肆拾圆，用醋汤下，温酒更妙，空心、晚食前，日可贰服。欧阳庆长方加玄胡索、泽兰叶各壹两，尤妙。

当归鹿茸圆　治妇人冲任经虚，月水不匀，过多，血山崩不止，赤白带下，面色痿黄，腰腹冷痛，日渐羸瘦。

鹿茸酒炙，去毛，壹两　禹余粮火煅醋淬柒次，壹两　艾叶醋炒，半两　续断壹两半　赤石脂柒钱半　当归洗去土，焙，壹两　熟地黄洗净，焙，壹两　附子壹个，炮，去皮、脐　没药贰钱半，研　血竭贰钱半，研，无亦得

右为细末，用酒面糊圆如梧桐子大。每服叁拾圆至肆拾圆，醋汤、温酒下，空心、晚食前，日可贰服。

四圣散　治妇人赤白带下久不愈，脐腹撮痛，日渐瘦弱。

蛇床子用象斗子满量之，贰味共秤半两，烧灰　酸石榴皮干者半两　良姜半两，烧存性　人参末半两

右为细末。每服贰钱，用熟酒调下，空心、食前，日可叁服。

妇人催生丹刘郎中传

凌霄花去萼　夜明砂　滑石研

右等分，为细末，用腊月兔脑髓并腊水合和为圆如鸡头大，阴干。每服壹圆，临产时面向正东，用新汲水吞下，立地服，随男左女右，手握下药来，是验如是。难产，即用水化开壹圆，用剪刀股或剪子股搅柒转，面东服，即产。

方下卷

小儿方

鸡冠散　治小儿疮子出后，却黑陷不快。

右以雄鸡贰只，先令斗数合。隔开，割取冠上血五七点，入麝香少许，调酒服之。

白帛散　治小儿霍乱吐泻，胃虚不食，生胃醒脾。江谏议方。

白豆蔻仁壹两　藿香半两　生干地黄壹两　丁香壹两　肉豆蔻壹两　人参半两　干葛壹两　诃子皮壹两

右为末。每服半钱至壹钱，水壹合至半盏，剪绢钱叁片，煎叁两沸，温服食前。忌生冷果子。

醒脾散　小儿生胃气，去风，醒脾。江谏议方。

川升麻壹两　白扁豆微炒，壹两　知母壹两　白茯苓壹两　山药壹两　人参半两

右末之。每半钱至壹钱，水壹合至半盏，生姜壹片，同煎叁伍沸，温服，不拘时候。

小儿温惊辰砂膏　治一切惊风及阴阳痫。江谏议方。

乳香末壹两　赤脚蜈蚣壹条　白附子半两　朱砂壹分　全蝎半两　生脑伍拾文　麝香伍拾文　神曲壹分　鸦儿[1]两个，去皮尖，乃草乌头至小者，如蓖麻子大[2]　踯躅花壹分，净拣

右为末，蜜圆如梧桐子大，朱砂为衣。薄荷汤磨化壹圆，更量小大

---

[1] 鸦儿：据本药后小字注云"乃草乌头至小者"，此与《本草纲目·乌头》之别名"金鸦"符合。

[2] 如蓖麻子大：原书为一蓖麻形的墨点，云"如此大"。印刷品中无法表现，今据原大改。

加减服之。忌生冷。

调中散 补虚调气血，止泻定呕，生胃气。江谏议方。

木香　诃子皮　白茯苓　白术　人参　藿香

右等分，为细末。每服贰钱，水壹盏，入干林檎叁小片，煎叁肆沸，通口服。量小儿大小，加减壹钱或半钱服之。忌黏腻之食。

银白散 治因吐泻后脾困，欲生风。江谏议方。

白扁豆百粒，炒　甘草贰钱，炙　白茯苓半两　僵蚕直者贰柒个，去嘴，炒　白术半两，炒　人参半两　山药贰钱　白附子叁个　糯米半合，炒

右为末。每服半钱至壹钱，水壹合至半盏，姜、枣煎叁两沸，稍热服，不拘时候。忌当风奶乳。

薄苛散 治夹惊伤寒冒风，及疮疹欲出，则连服此，立效。

干薄苛叶壹两　白僵蚕洗，去嘴，壹两，炒　麻黄去节，半两　甘草炙，半两　白附子炮，半两　羌活半两　蝎壹分，炒　天竺黄壹钱半

右为末。每壹字至半钱，水壹合至半盏，煎叁肆沸，温服，不拘时候服。忌炙煿煎炒香物。

治小儿虚汗、盗汗、惊汗 江谏议方　右以草龙胆洗净为末，蜜圆如绿豆大。每拾圆至贰拾圆，日午、临卧，麦门冬熟水下。

石家天麻防风圆 治小儿惊风，身热，睡卧不宁，啼哭。常服镇心安神，化风，利膈，坠痰。

天麻半两　人参半两　防风半两　全蝎壹分，去毒，生用　甘草半两，炙　白僵蚕壹分，炒去丝，已上同为末　朱砂壹钱半，研　雄黄贰钱，研　牛黄壹钱，研　麝香壹钱，研，已上同研，与前药同拌匀

右炼蜜圆如皂子大。每服壹粒，人参汤或薄苛汤化下。

丁香和胃膏 治小儿胃虚，呕吐不止，胸膈痞塞。

丁香　人参　藿香叶　枇杷叶涂姜汁炙，去毛　肉豆蔻面裹煨　白茯苓　甘草炙，已上各半两　水银　硫黄各半两，同研匀，入无油铁铫内，以微火慢慢炒令溶，不注手搅成砂子，别研

右为末，搅匀，炼蜜为圆如鸡头大。每服壹圆，煎生姜枣汤化下，

空心、食前，日叁服。

消疳圆 治小儿疳，百药不疗。汪淑人方。

大麦蘖炒　神曲炒　芜荑炒　黄连去须

右等分，为末，以猕猪胆蒸熟取汁，和宿蒸饼研如薄糊，然后入药拌匀，圆如麻子大。量儿大小加减，空心米饮下贰拾粒，临时增减。小儿无时日叁伍服。

小儿肥白丸 治疳极妙。汪淑人方。

川楝子去核，取肉净者肆两，干姜贰两，同为末，炼蜜圆如麻子大。每日空心拾粒、贰拾粒，临时增减服之，米饮下。

小儿人参白术圆 治小儿脾虚吐泻，可思饮食。李宗丞方。

当归去芦，洗，贰钱半　白术贰钱半　人参贰钱半　川芎贰钱　木香壹钱　真橘皮去白，贰钱

右为细末，炼蜜圆如小鸡头大。乳食前温粟米饮化下壹贰圆，治吐泻极妙。

芦荟圆 治牙儿[1]呕吐及五疳八痢，身体瘦劣，头发焦干，疳气腹胀，小便白浊，寒热往来，饮水无度，脏腑冷滑，乳食不化，蛔虫自出。亦名六神丹，郎中于革方。

木香　丁香　诃子煨，去核　肉豆蔻水调面裹炮熟，去面，已上各用贰钱

右件为细末。再用使君子末、芦荟各贰钱，芦荟别研，共壹处为细末，和匀，枣肉为圆如麻子大。每服伍柒圆或拾圆，饮[2]下，不拘时候。

观音散 补虚调气，进乳食，止泻，和胃益脾。

人参壹钱　白茯苓壹钱半　甘草炙赤，壹钱　白扁豆壹钱，略炒　木香壹钱，炮　神曲贰钱，炒

右为细末。婴儿壹字，贰叁岁半钱，肆伍岁壹钱，用水壹药注或半

---

[1] 牙儿：即小儿。此乃江南方言"伢儿"之意。
[2] 饮：原作"饭"。据大阪本改。

银盏，生姜半片，煎十数沸服，食前。

白术散 治小儿身上微热，或渴或泻。周提幹方。

人参壹分　白术壹分　白茯苓壹分　藿香叶半分　甘草壹分　干葛壹分

右为粗末。每服壹大钱，用水捌分盏，煎至肆分盏，温服食前。或泻，则入姜、枣煎。小儿身多热便是疳，或口臭涎多，则以田螺壳火烧留性，碾为极细末，入麝香与擦牙，俟涎出即以水漱口，吞亦不妨，兼服金箔镇心圆[1]。

保生丹 治小儿急慢惊风，其效如神。赵少卿宜人方。

天南星炮　白附子炮　朱砂研　麝香别研，已上各半两　蛇黄肆个，辰地上煅铁色者，用楮叶研自然[2]汁涂，却以火煅金赤色，用生甘草水洒，出火毒，研令极细

右件修事了，用端午日三家粽子尖为圆如梧桐子大，用淡竹沥磨下壹圆。此方神圣不可慢易，壹粒可救壹人。兼能治丈夫、女人一切风痰，薄荷酒下贰圆。

至圣保命丹 治小儿胎惊内吊，腹肚坚硬，夜啼发热，及急慢惊风恶候，目睛上视，手足抽掣，角弓反张，忽然倒地，不省人事。但是惊风，悉皆治之。赵少卿宜人方。

全蝎拾肆个用头尾全者，青色为佳，炒　朱砂贰钱，光明有墙壁者佳，研　麝香半钱，研　防风去芦，壹钱　金箔拾片，临时入，研令匀　天麻　白僵蚕　新罗白附子贰钱，炮　天南星壹钱，炮　蝉壳贰钱，洗去土，焙

右为细末，用粳米饭圆如黄豆大[3]，朱砂为衣。初生儿每服半丸，乳汁化下用；岁壹圆，薄荷汤下亦得；叁伍岁有急候者，只用两圆为壹服；伍岁至拾岁常服只壹圆。此药性不冷，大镇心，压惊悸，安魂魄，

---

[1] 金箔镇心圆：本书未收此方。方见《和剂局方》卷十，由"紫河车、山药、牙硝、甘草、人参、茯苓、朱砂、龙脑、麝香、金箔（为衣）"组成。录以供参。
[2] 然：原书此字位置互在"白"字横向并排。大阪本同。成了"楮叶研自汁"和"生甘草然水"，两句话文义都不通。今据文义乙转。
[3] 黄豆大：原书为一个如黄豆大的圆圈，云"如此○大"。印刷品不易表达，今据原大小之意改。后同不注。

去惊邪，神效。世之名医固多[1]妙药，或未得此方，请合壹料，方知治疗如神。人家有小儿者自合之，庶不为银粉所误。先冷脾胃，即别致生病也。

五疳圆 治小儿五疳八痢，肌体羸瘦，毛发焦枯。

史君子去皮，略炒，秤半两　虾蟆烧存性，秤三钱　胡黄连略炒，秤三钱　五加皮略炙，秤半两　人参去芦头，秤半两　陈橘皮汤浸，去白，焙干，秤贰钱

右件同为细末，淡面糊和圆如麻子大。每服斟量圆数服之，不拘时候。王医师方。

世宝圆 治惊悸，安睡，去风。张维宗方。此方治小儿风热作惊，最妙。

人参半两，焙　防风半两，焙　朱砂半两，细研　白茯苓壹分　龙齿壹分　马牙硝壹分，细研　紫河车壹分，用黑豆煮软，切作片子，焙　甘草壹分，炙

右为细末后，入朱砂和匀，炼蜜丸如鸡头大，以金箔拾片为衣，每壹丸薄荷汤化下。

牛蒡散 治小儿阴肿。

牛蒡子　黄芩　川椒并为细末

右等分，取葱白自然汁调涂肿处。

肥儿圆 治小[2]消积，化疳虫。许尧臣方。

皂角拾茎不蛀好者，打碎　巴豆肉三拾粒

右用河水煮壹日夜，去皂角。巴豆肉烂研，用烂饭圆如黍米大。每服贰叁圆，饭饮下。

马兜铃丹 治小儿肺痈咳嗽，大便不利。如大便利，不须服此。

马兜铃壹两　紫苏子壹两，炒　人参壹两　木香半两　款冬花半两，已上为细末　杏仁壹分，汤浸、去皮、尖，细研

---

[1] 固多：原作"多固"。大阪本同。据文义乙转。
[2] 小：大阪本同。此后疑脱"儿"字。

右件拌匀,炼蜜和如黍米大。每服贰拾圆,煎生姜汤下。

龙骨散 于郎中方夫小儿盗汗者,为睡卧而自汗出也。小儿阴阳之气软弱,腠理易开,若将养过温,困于睡卧,阴阳气交,津液发泄而自出汗。治小儿夜常有盗汗,黄瘦。

白龙骨_{半两} 牡蛎粉_{半两} 黄耆[1]_{去芦头} 人参_{半两} 麻黄根_{半两} 熟干地黄_{半两} 甘草_{炙赤,半两} 麦门冬_{去心,壹两}

右件粗为散,每服贰钱,水壹盏,煎至伍分,去滓,不拘时候温服。

小儿消食圆方 常服,温胃补脾,和气消食。

厚朴_{洗,去皮,壹两陆钱,生姜半两切,同捣烂,焙干,炒} 青橘皮_{洗,焙秤壹两贰钱} 人参_{壹钱半} 木香_{壹钱半} 白面_{捌钱,炒} 附子_{壹枚,炮,去皮、脐}

右同捣罗为细末,水浸蒸饼和圆如黍米大,风吹干。每服伍拾圆,不拘时候,米[2]下。

治小儿夜啼,**蝉壳散**。

蝉蜕_{拾肆个} 朱砂_{等分}

右同为细末。每服壹字,男儿揩上齿龈,儿[3]揩下齿龈。

治小儿头上疳肥疮秃疮等方

豆豉_{壹合,炒焦黑} 白矾_{半两,烧} 腻粉_{壹钱}

右研极细。其疮先净,剃去发,用小便壹盆子,烧秤锤令赤,淬入小便中,乘热洗疮,去疮上皮,更洗,待血出无妨。又以帛子拭干,生油调涂,只壹服立差。

小儿当归圆 治小儿脾胃不和,呕吐泄泻,腹痛膨胀,或身热。

当归_{贰钱半} 人参_{贰钱半} 川芎_{贰钱} 木香_{壹钱} 白术_{贰钱半} 真橘皮_{去白,贰钱}

右件为细末,蜜丸小鸡头大。乳食前温粟米饮化下壹贰圆,日可

---

[1] 黄耆:原书未出示剂量。大阪本同。
[2] 米:大阪本同。此后疑脱"饮"字。
[3] 儿:大阪本同。据前文,此前疑脱"女"字。

叁服。

五灵脂丹[1]　小儿疳药。张氏方，因嗽或疳常服尤佳，名五灵脂丹。

五灵脂半两　蟾头壹个，涂酥炙微黄　蝉壳半两，炒　款冬花半两　已上为细末　青黛壹分，研　雄黄壹分，研

右糯米饭圆如黍米大。每服拾粒，煎人参汤下。量儿加减服。

小儿盗汗，**沉香黄耆散**。

沉香剉，半两　绵黄耆蜜炙，剉，半两　参去芦，半两　当归洗，焙，半两　赤芍药半两　木香贰钱半　桂心贰钱半

右为细末。每服壹大钱，水壹小盏，姜贰片，枣贰个，同煎陆分，去滓，食前温服。

治疮疹如字泡方[2]　治大人、小儿大疮疹如字泡，以[3]破者。

右以黑黄牛粪烧成灰，用瓦盏合在地上，研为末，贴在疮上，并无瘢痕。

补脾圆　治小儿脾虚脏冷，大便青色，腹痛啼哭。

人参贰钱，微炒　茯苓壹钱，微炒　白术壹钱，微炒　丁香壹拾肆粒，怀干　肉豆蔻壹个，炮　川白姜壹钱，炮　黄连壹钱半，去须　甘草壹钱，炙

右为细末，仓米饭圆如黍米大。每服伍拾至柒拾粒，米饮下。

治小儿眉上生疮

右以地龙粪贰两，饭贰两，饭须才揭开甑就上面取者，和地龙粪，细炭火烧令烟出，细研。如疮干，用浆水调傅；疮湿，则干掺之。

香橘圆　治疳瘦，可思粥食，泄泻不常。

史君子去壳，秤壹两肉，面裹煨黄熟为度，取出，细剉，再煨干用　诃子半两，去核秤，半生半熟　神曲炒，半两　麦蘖半两，炒　厚朴半两，去粗皮，姜汁制炙香为度　甘草炙赤色，半两　陈皮去白，用壹分　木香炮，壹分

右为末，炼蜜圆如黄豆大，米饮化下。

---

[1]　五灵脂丹：原脱。据目录及后文补。
[2]　治疮疹如字泡方：原脱。据目录补。
[3]　以：大阪本同。或为"已"之声误。

小儿牛黄圆 治言语蹇涩，痰盛头昏，神不清爽。每服拾丸，生姜汤下，食后服之。

天南星_{半两，微炮} 白附子_{半两，微炒} 蝎梢_{壹分，去毒，炒} 朱砂_{半两，研} 牛黄_{壹钱，研} 麝香_{半钱，研}

右为细末，姜汁和丸如梧桐子大，朱砂为衣，如前服。

小儿清肺汤 治感风寒，咳嗽不止。

人参　茯苓　贝母_{炒黄色}　桔梗_{去芦，米泔浸壹宿，焙}　甘草_炙　杏仁_{汤泡，去皮、尖}　半夏_{汤泡柒次}

右柒味等分，为细末。每服壹钱，用水壹银盏，入薄荷同前至柒分，去滓通口，不拘时候，并进叁服，取效。加生姜三片煎服，尤妙。

大黄汤 治初生小儿洗胎疮。_{明州黄郎中方。}

洗药

大黄　川芎　朴硝　当归

已上等分，㕮咀，煎汤洗之。

又传傅药**密陀僧散**，治小儿胎疮。

密陀僧　黄连　黄皮　黄丹　石膏

已上等分，事持净，为末，和匀傅之。

生犀人参散 治小儿胃气虚弱，及虚热潮作。_{张郎中传。}

人参_{贰两}　北桔梗_{三两}　干葛_{三两}　白茯苓_{三两}　犀角_{壹两半，镑}　白术_{半两}　甘草_{半两，炙黄色}

右为末。每服贰钱，水壹小盏，枣壹个，煎柒分。如泻，入灯心柒茎煎；如伤寒，用淡竹叶柒片。温服，日贰叁服。

膝骥圆 治筋骨弱不能行，生气血。_{张维宗传。}

熟地黄_{洗净，焙干秤半两}　白芍药_{半两，剉，焙}　虎胫骨_{醋分炙黄色，秤半两}　白僵蚕_{洗净，秤壹分，炒黄色}　黄耆_{壹分，蜜水浸炙}　当归_{净洗，去尾，焙干，秤壹分}　白茯苓_{去皮，秤三钱，不见火，日干}　桂_{去粗皮，取肉，秤壹分，怀干}　川芎_{壹分，剉，焙}

右件玖味，捣罗细末，炼蜜圆绿豆大。每服贰拾圆，米饮吞下，日三肆服。

治婴孩、小儿疳,极赢瘦,**沉香消疳圆**。

初生男儿胎衣壹具洗净,麝香酒煮熟,烂研如泥　秦艽壹分,洗净,候干秤,炮过　沉香壹分　木香壹钱半,炮　黄芪壹分,蜜水浸炙　胡黄连半两　白术壹分　麦门冬去心,壹分　白芍药半两　生干地黄半两　人参半两　白茯苓半两　芦荟壹两　肉豆蔻壹分,面裹煨熟　麝香壹钱,研和

右件为细末,用前膏搜为圆如绿豆大。每服叁拾圆,米饮吞下,日贰叁服。

治小儿脾胃虚,或因吐泻后乘虚伏惊,或乳食化迟,胸膈不利,吐涎食,久而不除,多变风证,摇头啮齿,手足不随,项强目邪,有时上视。或发搐搦,咽喉涎鸣,睡中自惊,进退往来,**人参膏**。

羌活壹两　天麻壹两　川芎壹两　人参壹两　白术壹两　干蝎壹两头尾全者,炒令香熟　白僵蚕壹两直者,炒令香熟　蝉蜕壹两　藿香叶壹两　天南星壹两,炮　白附子壹两,炮

右同捣罗,为细末。后入真麝香壹两,研细秤,与诸药再和匀。炼蜜为膏,入杵臼捣伍百下作剂。看孩儿大小与服,煎金银荆芥汤,食前化下。

朱砂圆　治风壅惊热生涎,咽喉不利,呀呷作声,或吐乳食,涎嗽,睡中自惊,颊赤上视。

半夏汤洗拾次,去脐中赤皮,秤贰钱　天南星白润光透者,炮,贰钱　白附子壹两,炮　蝎梢半钱,炒

已上肆味,捣为细末。

朱砂贰钱,研　乳香研细秤,壹钱

右壹处研令匀细,用生姜自然汁煮糊圆如麻子大,阴干。每服拾圆至拾伍圆,煎金银汤下,乳食后服。孩儿大即加圆数。若气虚弱孩儿,亦可服。有热者,用金银薄荷汤下。

半夏圆　和脾胃,定吐逆,化涎止嗽,治泄泻青白,退惊,消解时疾,进食。

天南星贰两,炮　半夏汤洗柒遍,壹两　白茯苓壹两　藿香叶壹分　白术半两

右为末,面糊圆如麻子大。每服拾圆至拾伍圆,熟水下,乳食后服。

人参保肺圆　治小儿肺胃受风寒,咳嗽呀呷,呕吐。石仲虚方。

丁香壹钱　半夏洗,叁钱　款冬花壹钱　木香壹钱　五味子壹钱半　藿香壹钱　陈橘皮壹钱半　细辛壹钱　肉豆蔻壹钱　桂壹钱半

右同捣罗,为细末,水浸蒸饼和圆如黍米大,吹干收。每服伍拾圆,食后米饮下。

加减四君子汤　治小儿吐泻不止,可进乳食。常服,调胃进食。

人参壹两,焙　白术壹两,焙　白茯苓壹两,焙　甘草半分,去皮　黄耆半分,去芦　白扁豆半分,蒸熟,焙干　藿香叶半分

右为细末。每服壹钱,入盐点服。或用水柒分盏,煎至伍分,温服亦得。

治小儿眉癣　右用好皮纸于奶汁内浸,晒干复浸,如是叁次,烧作灰,生油、腻粉调,涂之,妙不可言。

麦煎散　凡小儿增[1]寒壮热,涎嗽面赤,引饮之证。

麻黄半两,去节,焙　人参壹分,焙　地骨皮壹分,微火焙,先以日晒　石膏煅过,秤半两　葶苈子淘洗去沙石,候干,秤半两,隔纸炒　知母壹分,焙　杏仁壹钱半,去皮、尖秤　甘草肆钱,炙　赤芍药壹分,焙　贝母去心,秤壹分,焙　滑石细研,壹分

右各事持了秤,为末。每服壹钱或半钱,煎小麦汤调下。

赚气圆　治儿腹胀如鼓,气急满闷,神效。

萝卜子半两,用巴豆肉壹分拍破,同炒黑色,去巴豆不用,止用萝卜子　木香壹分

右为细末,用蒸饼为圆如麻子大。每服伍圆至柒圆,橘皮汤下,食

---

[1] 增:大阪本同。当为"憎"字。

后，日叁服。

藿香散 治小儿呕吐不定，脾虚生风，喘急发搐。

藿香叶壹分　白附子炮，壹分

右为细末。每服壹钱，米饮调下，不拘时候，日叁肆服。

回生散 治小儿脾胃虚弱，固吐泻后脾气虚极生风，手足瘈疭，项强，发搐不定，神妙方。刘郎中方。

厚朴壹分，细剉，入生姜壹分、甘草贰钱，水壹碗，同煮水尽，去余药，止用厚朴，焙　白术半分，蜜炙　全蝎柒个，用大叶薄荷叁柒叶、麻黄柒茎，各长柒寸，将薄荷叶裹蝎，以姜汁浸软，麻黄十字系定，再以姜汁浸之，慢火炙干为度，三味都用　附子炮，去皮、脐，三钱　天麻壹分

右为细末。每服半钱，浓煎生姜、竹茹汤调下。如人行三五里再服，良久手心微润热，次有汗出，立差。

固气圆 治小儿脾胃虚怯，泄泻不止，腹痛肠滑。

肉豆蔻壹个　乳香壹块皂皂[1]子大

右贰味，将豆蔻劈破，入乳香在内，以丝线十字扎[2]定，用酵面裹，慢火内煨，候面熟为度。去面不用，将贰味为末，白面糊为圆如绿豆大。每服贰拾圆至叁拾圆，米饮下，不拘时候，日可叁服。

五神散 治小儿胃气不和，呕吐不止。刘郎中方。

花桑叶焙干，半两　人参去芦，壹分　丁香不见火，壹分　白茅根焙，壹分　藿香叶去梗、土，壹分

右为细末，每服壹钱，水柒分，煎至肆分，去滓温服，不拘时候，日可叁服。

黍粘子散[3]　治小儿伤寒身热，及时行班[4]疮，毒气攻咽，膈不

---

[1] 皂：大阪本同。此字疑衍。

[2] 扎：原作"扎"。据文义改。

[3] 黍粘子散：方中药物首味为"牛蒡子"，而方中并无"黍"之相关药名。据《证类本草·恶实》引《图经本草》云："恶实即牛蒡子也……实似葡萄核而褐色，外壳如栗球，小而多刺，鼠过之则缀惹不可脱，故谓之鼠粘子。"方名中之"黍"字，当为"鼠"之音误。方名当以"鼠粘子散"为是。

[4] 班：通"斑"。

利，声不出，咽中疼痛。刘郎中方。

牛蒡子炒，壹分　人参壹分，去芦　升麻壹分　甘草炙，壹分　干薄荷壹分

右为粗末。每服贰钱，水柒分，煎至肆分，去滓温服，不拘时候，日可叁服。

治小儿咳嗽有痰，**一捻散**。张维宗传。

白僵蚕直者，新瓦上炒　甘草半两，炙　延胡索壹分

右为末，每壹捻或半钱，薑汁调下。

化痰止嗽，**滴金散**。张维宗传。

马牙硝半两　黄丹三钱　白矾三钱

右研细，入小罐子内用物盖。以赤石研细，水调成糊涂缝，再用黄泥固济，火中烧通赤，取出。候冷，入朱砂末壹钱半，同研，令极细。每挑贰字末，甘草煎汤调下。

杂病

火燎丹　治大人、小儿身生燎浆疱子。

大黄肆两　黄枝壹两，去尖，生

右件并生研为末，用麦门冬熟水稍冷调匀。用鸡毛抹红处，须是只于疮面上抹，无疮处不抹，壹日立效。

无忘在陈丹

大麻子贰升，去皮　大黑豆壹升，去皮

右件各炒香熟，为末，炼蜜为圆如弹子大。每服伍柒圆，细嚼咽下，日贰服。令人不饥，耐老，轻身，肥健。

又方：以前贰味炒香熟了，为末，以水调之，服尽饱为度，遇饥再服。久则可辟谷矣。

神圣休粮药

辰砂壹两，别研　水磨雄黄壹两，别研　乳香半两，别研　金箔伍拾片

为衣

右于上寅日在净室中焚香,将黄蜡半两熔成汁,和前药令匀,分作三等圆之。伍拾岁已上,圆如龙眼大;三拾岁已上,圆如小龙眼;贰拾岁已上,又差小之。欲休食时,用沸汤吞下壹粒,可壹月不饥;再壹粒,可三年不饥。服了,忌与妇人同寝。合药时,不可令妇女、鸡、犬见之。如要退下药,即服白粥壹盏。如未下,即以葵叶煎汤服之,即下。如无葵叶,蜀葵子亦得。退下之药,却于长流水中洗净,用瓷合子使乳香收之,尤胜服新药。所合之药,亦同瓷合以乳香同收也。

治肺风面生疹斑方[1] 治肺风,面生疹、斑点、瘤子。

凌霄花半两,去蒂 蛇脱皮壹分,用蜜炙 白术半两,米泔浸壹宿,炒 川大黄半两,米泔浸壹宿,蒸 蝉壳半两,去泥净洗,焙 皂角刺半两,捶碎,蜜拌蒸叁次

右为末。每服贰钱,酒调下,日进叁服。忌发风之物。

治小肠气、外肾偏肿,神效,**防风散**。

防风 牡丹皮

右等分,为细末。温酒空心、食前调下贰钱,日叁服。

治小肠气,绝妙,**万金圆**。

干蝎壹两,酒浸壹宿,微炒,为末 硇砂半两,去砂石,研 铜青半两,研

右为细末,以蒸饼圆如鸡头大。每壹粒,葱三茎煎热酒化下,神妙。

治腋气六方[2] 千金不传。舒州刘郎中传。

田螺壹个 巴豆壹粒

右将大田螺壹个,河水养壹日。来日揭起靥,入去壳巴豆壹粒,安在田螺内,却以靥子盖之,放在地上。来日取去靥子,将田螺口安在腋下,有小眼儿处紧挟定,勿令透气壹两时辰。觉胸腹中鸣时,即大便黑水叁两行,其腋气尽从大便中下,却须换净衣服着,永不再作。

---

[1] 治肺风面生疹斑方:原无。今据目录补。
[2] 六方:原脱,据目录补。

治腋气妙甚。

右血余不拘多少洗净，用麻油点灯烧成灰，秤看多少，用腻粉等分和匀。点擦牙，旋旋渗咽下，急造白粥俟[1]。俟泻叁两次，以粥补之，不得作缓。

又同上擦方。

右以古文钱叁贰拾文，硇砂壹块指头大，用好米醋壹小盏，同于建盏内熬，叁分去贰，以瓷罐收之。每擦时，以手撑柱上，点药用力擦腋下，凡叁次。候腋下小孔成疮，瘥。仍不得动作，恐疮破再作气。

腋气方，神妙不可尽述。许尧臣方。

壹味飞白矾不以多少，临睡时以纸衬单上，伸手托壁柱，以药干揩，令腋十分热痛，两腋揩遍。先于日中，将所着上截衣服用灰汁净洗，又泡去腋袖中臭气，皆不作气如新衣时，便可着。若洗气息不断，枉用其药。大概药无不验，多是衣服再作气，故不能去根。

治腋气方。

右以好生胆矾，如琉璃片无灰色石头者为妙，不拘多少，壹半生，壹半煅过，同为细末，入腻粉少许同研细。每用半钱末，先浴了，次用生姜自然汁调药擦患处，俟十分热疼不能忍得，即已之。

又吃药方。

全蝎壹枚　小儿胎头发壹块，烧灰　轻粉叁拾文　麝香伍拾文

右肆味，同研为末。每服壹大钱，分两处，壹半揩牙，壹半用麝香酒调下，临卧服。至五更下如黑水，叁贰拾年患者亦可医。自然先用皂角水净洗所着衣服，用汤熏湿润，次烧麝香、沉、檀香末熏焙衣服。如用药后，切不必着不熏过衣服，仍被服亦须熏洗过。

解毒方

中金蚕蛊毒、蕈毒、砒毒、野葛、河豚等毒，及中一切毒，不省人事而气欲绝者，皆可治。以甘草末叁钱，冷水调下，即时吐出毒，即不

---

[1] 俟：此字疑衍。

吐。高郎中方。

王不留行汤 治五淋，小便淋涩，脐腹胀，急痛。石大夫方。

王不留行壹两　甘遂叁分，炒　石韦壹两，去毛　葵子壹两半　木通贰两半　车前子贰两，淘去砂石　滑石壹两　蒲黄壹两　芍药壹两半　当归壹两半，洗　桂壹两

右同为粗末。每服贰钱，水壹盏，入小麦伍拾粒，同煎至柒分，去滓温服。

江谏议治消渴方 夫渴疾，饮食皆化为小便，不归大肠，大肠秘涩。世人不识，更服宣药，大肠既泻，元气败脱，其患愈甚。切忌宣转及毒食、腌藏、油腻之物。歌曰：

消渴消中消肾虚，三焦五脏生虚热。虽则膀胱冷如水，意中饮水无休歇。

小便昼夜不记行，骨惨皮焦心肺裂。本因热酒炙煿多，或醉恣欲无时节。

饮食虽然得美餐，肌肉皮肤转枯竭。莫教便利甘如蜜，口苦喉干舌如血。

若如此状疗症难，收得此方真妙诀。

朱砂研，肆两　犀角镑，肆两　羚羊角镑，肆两　铁铧粉叁两　生银末壹两　天花粉贰两　黄连去毛，贰两　真珠末贰两　金银箔各叁百片

右为末，金银箔别研和匀，生蜜为圆梧桐子大。每叁拾圆，麦门冬熟水下，早、午、夜各壹服。忌酒、色、炙煿、咸味、面。

接骨丹 治打扑伤损，骨折筋伤，皆治之。

生姜壹斤，取汁　牛皮胶肆两，剉碎　马屁勃贰两，剉研如粟米　乳香壹两，研细

右件姜汁入银锅内，约多少得中，多则药太稀，少则药太厚。次下胶，又次下屁勃，又次下乳香，调和得所。大纸摊贴痛处，用绢帛裹定痛处，纸包热瓦熨之。此药味虽至微而切用，神良。姜汁不可多用，太厚时旋添之。

洗风散 治面上游风，或瘾疹，或风刺，或黑黡。

茺蔚草乃益母草也　晚蚕砂　赤小豆　黑牵牛　白芷　藁本去土　僵蚕　白附子　草乌头　白蔹　蔓荆子

右等分，为细末，每用壹钱，藻豆用之。

灸男子女人心脾痛法陈景齐传

右灸患人脚大拇指甲肉相着处，系拶近甲处肉上柒壮，男子灸左，女人灸右。

蛇伤方[1]牛主簿传

香白芷不拘多少，预碾细末　麦门冬子不拘多少

右贰味遇有急缓，以麦门冬子半两拍碎，水壹碗半，浓煎汤，调白芷末贰叁钱服之。如煎药末，就间且用软帛札定，勿令毒气走，又将白芷末傅伤处，神妙。温酒调极速。

治瘰疬方

右以牡蛎用火煅，净碾为细末，茶汤，或酒，或白汤，调下贰钱服，多妙。毒物皆从大便下，此极妙。

治打扑伤损方[2]此寒岩昇老传

黄柏皮去粗皮　天南星净洗，生用

右贰味等分，为细末。以生姜自然汁调，摊放皮纸上，贴在打扑损处。其药骨碎折者，皆见神效。

淋洗痔疾，**藜芦散**。

藜芦半两　甘草半两　川椒半两　附子半两　蛇床半两　羌活半两　独活半两　芍药半两　当归半两　苦参半两

右为末。每服叁钱，松柏枝、桑枝各壹握，水壹大碗，煎至陆分，入于瓷瓶内，将痔坐于瓶口，且熏，候通手即洗，冷住。可再暖再洗，日可洗叁贰上为佳。此药极妙，千金不传。

治五十年不差痔方[3]　右涂熊胆，取差乃止，神效，一切方所不

---

[1] 伤方：原作"药"。据目录改。
[2] 方：原无。据目录补。
[3] 不差痔方：原作"痔不差"。据目录增改。

能及。

枳壳煎_{孙道士方}

枳壳_{贰两，用汤烫去穰，麸炒焦黑色秤}　绵黄耆_{壹两，捶扁，蜜炙秤}　不蛀皂角_{热炭灰中炮裂，去核，不去皮，贰两}　荆芥穗_{去枝梗、尘土，壹两}

右为细末，炼蜜为圆如梧桐子大。专治肠风痔漏，久年内外痔不瘥，疼痛，大[1]闭涩壅盛者皆治。每服叁拾圆，空心温酒下，或陈米饮亦得。如小便涩，更加白茯苓壹两。

香岩老痔方

海螵蛸　密陀僧　龙骨　煅了白矾_{各等分}　梅花脑子_{须是成片，十分大片好脑，研细}　真麝香_{研细，各少许}

右先将前肆味研极细，后入贰味和匀。登溷[2]了，以温盐水洗过，用药摊油单或帛子上，可大小傅之。

治肠风痔漏，**聚香圆**。

生龙脑_{半钱}　麝香_{半两}　水磨雄黄_{壹钱}　密陀僧_{壹钱}　丁香末_{半钱}　安息香_{壹分}　乳香_{壹钱}　木香末_{壹分，以上并各自研}　川巴豆_{伍个，去皮心膜，以纸压出油，须是去尽油为度}　真砒霜_{半钱，入绿豆粉贰钱，同研匀}　真阿魏_{半两}

右先将安息香研细，旋入阿魏，壹处研，续入余药，逐壹味入研，留龙脑、麝香最后入，研匀细。用汤浸蒸饼心少许搜成剂得所，圆如梧桐子，干瓷器内封盛，不得透风。每日空心，温腊茶清下壹圆。服药后，不便处有垢腻生，大便作阿魏气息。却吃平时发病毒物，攻令复作，仍不住服药。直候吃毒物其病不作，即是根本已去也。

治肠风脏毒方[3]

右原桑叶_{第贰次生者}阴干为末，每服方寸匕，米饮调下。

治久新内外痔方[4]　皆治皆效。

---

[1] 大：大阪本同。此后疑脱"便"字。
[2] 登溷：即如厕，解大手。
[3] 方：原无。据目录补。本节后同此改，不另注。
[4] 治久新内外痔方：原作"治痔不以内外新久"。据目录调改。

右以五倍子不拘多少，为细末，炼蜜为圆梧桐子大，食前温水下肆伍拾圆。忌葵菜、海物等。

治肠风下血方 亦以五倍子不拘多少，烧存性为末，每服贰钱，空心陈米饮调下。

陆行之傅痔方

一用青黛末。

一用当归苗为末。

两味皆独用。

右先将冷水洗痔，揩干微湿，用药干掺。如痔不湿，即以水调成膏涂之，贰方前后屡用极验。

又传一方。

右以木槿花之叶阴干为末，遇痔作时涂掺其上，即不痛。

治外痔方[1]

右采莲子草，俗谓之鬼莲，生道边甚多。用壹握，以油盐少许同揉细，去却些小汁约去壹半汁，罨谷道处，频频咳嗽，痛立止。此药极妙，不可尽述。

抵圣散 治五般淋疾。

赤芍药壹两　槟榔壹个

右为细末。每服叁钱，水壹盏半，煎至柒分，温服，不拘时候。舒州刘郎中传。

治砂淋，**通神散**。

熟干地黄焙　定州磁器

右等分，为末。煎灯心草汤，调末贰钱，热服，不拘时候，叁两服立效。曹少卿服，极有验。

治小肠不通，**轻粉散**。

葱壹茎　腻粉伍文

---

[1]方：原无。据目录补。

右以粉入葱内，用线系两头，以水壹盏煮熟，葱入乳钵内都研细，以煮葱汤调下。

孙巡检治渴方 若服金石致渴，即不能治。

熟干地黄肆两　山药贰两　山茱萸贰两　桂壹两　泽泻壹两半　牡丹皮壹两半　白茯苓壹两半　附子壹两，觉热去附子，加五味子肆两，用童子小便浸壹宿，焙干

右为末，蜜圆如梧桐子大。每服伍柒拾圆，米饮下，空心、食前服，或贰服。气滑，加龙骨壹两。

又方瓜蒌圆

右以瓜蒌根末，蜜圆梧桐子大。米饮或新水下百余圆，以多为妙，食后、临卧，日贰服。

瓜蒌根散方 治三焦消渴，心烦体热，皮肤生疮瘙痒。夫渴利之病，随饮即小便也，此谓服石药之人，房室过度，肾气虚耗故也。下焦既虚，虚则生热，热则肾燥，燥则渴，渴则饮水。肾气既虚，又不能制水，故小便利。其渴利虽差，热犹未尽，发于皮肤，皮肤先有风湿，湿热相搏，以生疮也。

瓜蒌根贰两　赤茯苓贰两　玄参壹两　枳壳叁分，麸炒黄，去麸并穰　苦参[1]　甘草叁分，炙赤

右件为细末，不拘时候，温浆水调下壹钱。于郎中传。

治吃水渴病水蛊方

右用多年黄牛穿鼻木捲子壹个，削成片子，用贰盏水煎成壹盏，温服，立效。

治刀斧伤方 或人咬。

右以竹园荽，生者、干者皆可，于口内嚼十分细，贴伤处，不得见水三日。又一方，用真定器[2]末干掺。

---

[1] 苦参：原书未出示剂量。大阪本同。

[2] 真定器：大阪本同。"器"字前疑脱"瓷"字。《本草纲目·白瓷器》记载白瓷器末有止血作用，并引《传信适用方》用"真定瓷器"煅末入药。

治蜘蛛及蜂蜇方

右以荜拔成膏抹之,立不痛。

治汤火伤

右取久年厚尿碱洗净,藏瓶内,以火十斤煅讫,取出,细研,麻油调,鸡翎傅之。

治蛊毒方 林景度方

右以川升麻不拘多少,焙干,为末,盐汤点贰钱。先服了即不纳毒,已中毒而后服,即翻吐出。

圣授夺命丹 解一切毒。沈捡法传,名观音散。

山茨菰 壹两,乃玉簪花根,生白花者　麝香 半钱,别研　五倍子 叁两　大戟 半两　续随子仁 壹两,别研

右叁味捣罗为末,同麝香、续随子仁壹处研匀,收药。东向,用糯米糊和圆,作肆拾玖圆,候壹宿,入葛布袋,挂通风处。治百药毒,打扑,发背。蛇虎一切毒,用薄荷茶磨下;发背,山茨菰煎汤磨下;蛇虎咬,用雄黄水磨下。喉闭、腮颔肿痛,涎潮膈上,语言謇涩,中风暴病,大肠热结,清水磨下。小儿惊风,薄荷汤磨下。产前产后皆可服。一切毒疮,清水磨下。传此药神效,不可具述。

治驴涎马汗毒物伤方[1] 牛主簿传

右以白矾飞过,黄丹炒令紫色,等分,壹处贴患处。

蓟芥[2]**散** 治血妄行,口鼻中出血不止。刘郎中方。

蓟芥菜 连根贰茎,一名小蓟　生地黄　生姜　薄荷叶

右肆味一般匀停,细研,入蜜少许拌匀。如鼻中血出,用冷水调下;如口中血出,温汤调下。立止。

侧柏散 治内损吐血、下血,或因酒太过,劳损于内,或血气妄行,其出如涌泉,口鼻皆流,须臾不救。此药不过贰服止。刘郎中方。

---

[1] 伤方:原作"所伤"。据目录改。

[2] 蓟芥:下文小字注云,一名小蓟。据《证类本草·大小蓟根》引《本草图经》云"小蓟根……俗名青刺蓟"。故"蓟芥"二字或当作"刺蓟"。

柏叶壹两半，蒸，干者　　人参壹两，去芦　　荆芥穗壹两，烧灰

右为细末。每服叁钱，入飞罗面贰钱和匀，新汲水调如稀糊相似，啜服。血如涌泉者，立效。

黑虎丹　治肠风下血及酒毒大便血，诸药不差者。刘郎中方。

白矾贰两，飞研　　鸡冠花壹两干者　　黑龙尾屋下煤，半两　　青皮去白，肆两　　五灵脂肆两，生

右为细末，分壹半用米醋贰升，慢火熬成膏子，候冷和壹半末为圆如梧桐子大。每服贰拾圆，陈米饮下，空心、食前服，立差。

血余散　治泻血，脏毒下血，一服效。刘郎中方。

血余半两，烧灰　　鸡冠花根叶皆用壹两　　柏叶焙干，壹两

右为细末。每服贰钱，温酒调下，临卧服。来晨饮酒一杯，投之立愈。

金露圆[1]　天宝七年内王元览进。治腹内积聚癥块，久患大如杯，及黄瘦宿水，朝暮咳嗽，积年冷气，时复腹下盘痛，绞结冲心，及两胁彻背、连心疼痛，气不息，气绕脐下，状如虫咬不可忍。又治十种水气，反胃吐食呕逆，饮食多噎，五般痔漏，脘[2]气，走疰风有似虫行，手足烦热，夜卧不安，睡语无度。又治小儿惊痫，妇人五邪，梦与鬼交，沉重不思饮食，昏昏欲如梦，不晓人事，欲死惧多，或歌或哭不定，月候不调，心中如狂，身体羸瘦，莫辨其状。但服此药，万无失一，无不平愈，是病皆疗，更不细述。林巢先生。

草乌头炮　　黄连各贰两　　桂心不见火　　干姜炮　　桔梗　　茯苓去皮　　柴胡去苗　　蜀椒去目，炒出汗　　吴茱萸汤浸柒遍　　厚朴姜汁制用　　人参去芦　　菖蒲米泔浸壹宿　　紫菀去苗　　鳖甲醋炙为度　　芎䓖洗，焙　　枳壳去穰，麸炒　　贝母去心　　甘遂炮　　干地黄洗，焙　　甘草炙　　防风已上壹拾玖味，各依所制过，度焙干讫，各壹两　　巴豆去心、膜，用醋煮叁拾沸，焙干，取壹两，不去油用

---

[1] 金露圆：原在正文"进"字后。据目录及本书体例前移。
[2] 脘：huàn，意为"肥"。脘气即肥气。据《诸病源候论》卷一九云："肝之积，名曰肥气。在左胁下，如覆杯，有头足，久不愈。"

右件为细末，以面糊圆如梧桐子大，每服伍圆。心中痰患，米饮下；心痛酸，石榴皮汤下；口疮，蜜汤下；头痛，石膏汤、葱茶下；一切脾胃气，橘皮汤下；伤寒，麻黄葱汤下；脚气、水气，杏仁汤下；水泻、气泻，龙胆草汤下；赤痢，甘草汤下；白痢，干姜汤下；赤白痢，甘草干姜汤下；胸膈咽闷，通草汤下；妇人血气，当归酒下，如不饮酒，当归煎汤下亦得；疝气、岚气、小肠气及下坠，附子汤下；常服及症急诸般疾患，只米饮、熟水、茶、酒任下。如伤冷腹痛，酒食所伤，酒疸、黄疸，结气痞塞，鹤膝风并用盐汤、盐酒下。治三十六种风、十二疰，无不医治。此药前人用之效者。马遂临老，浑身楚痛，不思饮食，每夜伍圆，至柒日，下血如鸡肝者贰百余片，臭脓贰升，以此遂愈。三原主簿陈胜妻有病，十五年羸瘦，腹中楚痛不可忍，服药至旬日，下青虫六十四条，如箸头，身赤色，及药水五升，遂愈。京兆府工曹柳行余著床经年，服至十日，下肉蜣螂一百有余个，青黄水一升许，遂愈。王元览有门客久患羸瘦，吃食转吐，服之下肉虾蟆柒个，青水一升，遂愈。兴国寺僧澄清患痛块十五年，服十日，下肉蛇二条，遂愈。后来又患风疾，眉毛落，服至一百日，出五色虫儿并青水三升，遂平复。此元览进方时所陈也。后代郑教授云，此方于杜相公府子弟处曾用之，无不治效。如与小儿吃时，壹圆分作肆圆，量儿大小，可下叁伍圆。合此药如煮巴豆时，须是躬亲自数叁拾沸，便倾出焙干，若沸过即药无力。服此药别无所忌，只恐服食人看验病证不定，用汤使有差，所以不验也。此方《必用方》中亦有之，但无此治证，且以元览为元鉴，故别而出之。

换骨散 治大风疾。尚书旧于江谏议方上录者。

金星石　银星石　寒水石　太阳玄精石　磁石　禹余粮石各壹两

右各捶碎如皂皂大，用胶泥裹作壹圆子，将肆斤炭攒之，方安顶火煅，火尽伺冷，捣罗为细末，和之令匀。每服用壹两分为伍服，每服贰钱，作伍日用。别用水银贰钱半、腻粉贰钱半，此之贰味，于漆碗内用小葫芦儿研之，不见水银星子为度，亦分伍服，作伍日用，每服三钱，换骨散贰钱，水银、腻粉共壹钱。将脂麻油壹两半调之。先令患人于囟门灸艾炷柒壮，状如枣核壹半大可尔。灸毕，然后用前药油浑身涂之，药尽为度。用衣被盖之，汗出药入矣。每日早晨壹服，伍日伍服，极难取者不过伍服，用尽壹两药也。俾转尽脓血，及腹内不痛，即不用涂也。若或叁服或肆服，腹中不痛，不须用药，然后看下项动静之候。涂药后先须口内有涎，其涎乃黏，并口中臭，其脚热，腹内作声，一阵肚痛，要人揉肚，同患痢之状，便是动静之症也。取下脓是病之根也。柒日中不得吃冷水，柒日外出入无妨。口吐黏涎不得怪也，宜少语，恐口痛。又或口中无皮，及牙龈肿痛，亦不得怪，伍柒日自安。忌酒食并发物壹百日，其疾永不发动。后服补药圣救散壹百日。

圣救散

天麻　赤箭　茯松　鬼臼　羌活　人参　细辛去苗　何首乌炮　防风去芦头　蔓荆子　乌麻子各壹两，生用　天南星用姜汁炒令黄色　款冬花　虎脑骨酒炙　白花蛇　乌蛇二味汤洗，酒炙黄色　牛膝酒浸，去芦　麻黄去节　蝉蜕炒　附子炮　藁本　地骨皮　甘草炮　天门冬去心　麦门冬去心　川当归洗去土，炙黄　朱砂研　雄黄研　乳香研　云母粉研，已上各半两　紫菀去土　苦参各壹两半　草薢壹分

右件叁拾叁味依法修制，杵罗为末。每服壹钱半，米饮或茶清调下，每日早辰、日午、临卧，日叁服。

治臁疮 折监税传

右以古墙上螺蛳壳，须多年蚀破者，烧为灰，入少轻粉、麝香，干掺。

治口疮　不安。杨铃传。

黄连　黄麦蘖等分　木香比贰味稍增

右为末，填入疮内，即生肌。

治血淋 许尧臣传秦侍郎方

木猪苓壹两　赤茯苓壹两　车前子半两　滑石壹两　泽泻壹两　阿胶贰两，麸炒

右粗末。每服叁钱，水壹盏，同煎柒分，去滓，食前、五更时服，

至天晓小便清莹，其不知去处。

铁刷疮药 治男女一切疮疡疥癞，冷漏疮痔瘘疮，男女下部蛊精疳蚀疮，小儿劫头癞梨头疮，走马疳疮。无问大人小儿，久患诸般疮癣，但是皮肉痛痒，有脓汁，有形无名，并皆用之，如铁帚刷去，天下无比。尧臣用之三十年，唯恐不用，用无不效。许尧臣传。

苦荨苈子半两　白胶香壹钱，旋研别入　蛇床子半两　雄黄半两，别研入　贯众根半两　象斗子贰钱，刷洗　密陀僧壹分　苦参半两　大柏皮半两　黄连半两　藜芦须半两　剪草拣净取半两　轻粉半钱，旋入

右各不得火焙，猛日中晒，碾罗为末。巴豆柒粒敲损，麻油壹两，煎至巴豆黑，取净油，去巴豆，调轻粉，随油调药，稀稠得所，瓶收十年不坏。用时，先煎葱盐汤洗去旧硬疮皮，挹干，搽药。如小儿，令睡着搽上。疥癞炎火边抓损，通身搽擦，令肉热止。次日如剥卵，神妙不可言。

治眼目

洗眼珊瑚散 治气眼、风眼、内障、外障、青盲、雀盲、赤眼、黑花羞明，不能视物，不问久近，并皆治之。每壹料用净白盐叁斤，沸汤泡淘，去不净，澄清，用磁瓮或银器以炭火熬成霜，不得犯铁器。直候盐霜干了，秤壹斤，乳钵内略研过，不令作块。每壹斤用飞过辰砂壹钱重，晋矾秤壹钱已下捌分许，重研细，然后与盐辰拌匀如珊瑚色。凡洗时用贰大钱许，以不热不冷汤半碗以下，却用银盂子或铜盂子盛，趁不冷不热时，先以温汤洗去眼上汗，然后以药洗之，涩痛为度。若冷，再以银盂子暖动，壹服可作叁次洗。洗讫，却用温汤洗去盐水，第贰第叁次如前用毕，可泼在净处。此方乃韩州李太尉遇一圣僧传之，云是台州人，后寻觅不知所在，再三祝令，不可容易传之。径山佛日得此方，藏之甚秘。

还睛膏 洗眼药。

鹰爪黄连肆两，新汲水洗净，晒干，为末　胆矾半两　青盐半钱　轻粉伍

文　黄丹三钱　滴乳香壹块如杨梅核大，研　蝎梢壹拾肆个，为末　梅花脑贰钱伍分，如无，以粗粟脑亦得

右用研匀，每用贰字，以沸汤浸，热洗之。

地黄圆　治男子、妇人肝元风虚，眼目昏暗，视物不明。

生地黄肆两，生，洗　熟地黄肆两，生，洗　防风壹两，去芦　枳壳壹两，汤浸，去穰，麸炒　牛膝壹两，去根，酒浸壹宿　石斛壹两，去苗头　杏仁壹两，汤浸，去皮、尖，炒

右件为末，入杏仁膏研和令匀，炼蜜为圆如梧桐子大。每服叁拾粒，用炒黑豆淋浸酒下，早辰、日午、临卧各壹服。

治肝肾虚眼昏，**增明圆**。

菟丝子伍两，酒浸三宿，炒　附子拾个，去皮、脐，生，切作两片

右用生地黄汁三升，煮附子令汁留柒合。取出附子，同菟丝子为细末，用余者地黄汁打糊为圆梧桐子大。每服叁拾圆，空心盐汤、温酒下。

夜光育神圆　能养神明，育精气，主健忘益智，聪心补血，不壅燥，润颜色，远视移时，目不慌慌[1]，谷道调适。久服目光炯然，神宇泰定，语音清澈，就灯永夜，眼力愈壮，并不昏涩，不睡达旦，亦不倦怠。服两三月后，觉神清眼明，志强力盛，步履轻快，体气舒畅，是药之效。常饵如饮食，壹日不可辍，唯在修合洗濯洁净药材，须件件正当，不宜草率。

熟地黄洗净，曝干，酒浸　牛膝去芦头，酒浸　枳壳净洗，去穰，麸炒赤色　菟丝子净洗，沥干，以酒别浸，单研　远志净洗，就洁净砧上捶碎，取皮，去骨木　地骨皮须是取净洗，砧上捶取皮，去骨木，春夏等分，秋冬减半　当归净洗，曝干，酒浸

右件等分，逐壹秤过，分两均平。除地黄、菟丝子别器用酒浸，其余伍味同剉细，共入壹钵或瓮内。若每件药拾两时，可用无灰浓酒陆升，同浸叁宿，取出，文武火焙干。须试火令得所，不可火大猛，恐伤药性。拾分焙干，捣罗为末，以两手拌令拾分匀，炼蜜为圆如梧桐子

---

[1] 慌慌：疑作"晄晄"。

大。每服空心盐酒下叁拾圆,增至肆伍拾圆亦不妨。若不饮酒,盐汤下亦得,但不如酒妙。

炼蜜法:冬伍滚,夏柒滚,候冷,以纸贴惹去沫。药成圆后,都入微火焙少顷,入瓮收。何捡详传此方,在南康朱章之所刊方中。

明目人参圆 张鼍龙传

人参壹两半　决明子壹两半　菟丝子贰两,酒浸叁日,别研　黄耆贰两,蜜炙　覆盆子贰两　枳壳壹两,炒黄,去穰

右件药焙干,碾为细末,炼蜜为圆如梧桐子大。每服叁拾圆,温酒食前服。

防风散　治眼昏,去肝风。张鼍龙传。

防风壹两　麦门冬壹两,去心　旋覆花壹两　羌活壹两　细辛壹两　甘草壹两,炙　香白芷壹两　荆芥壹两

右件药焙干,碾为细散。每服贰钱,茶调下,食后服。

洗眼千金散

当归壹两　赤芍药壹两　川黄连壹两

右焙干,研为粗末。每用壹钱,水壹小盏,煎捌分,去滓,温热用绵惹汁频洗。

通关吹鼻散 张鼍龙传

零陵香壹分　藿香壹分　甘松香贰分　藜芦壹分　细辛壹分　丁香贰拾壹粒　川芎壹分

右件药焙干,碾为细末,入脑子少许,每吹少许入鼻中,日叁贰次。

治内障眼方

右以苍术半斤切片,黑豆壹小升[1],用水贰碗,煮干,焙碾为末,糊圆如梧桐子大。每服叁拾粒,空心盐汤下。

又方

菊花肆两　木贼肆两,去节　苍术贰两,剉　荆芥穗贰两　甘草贰两,剉

---

[1]升:原作"勝"。大阪本同。今据文义改。后同不注。

右同为末。每服三钱，茶调服，日贰服。贰药兼之乃佳，食后、临卧。

补睛圆 治眼睛楚痛，及头疼偏正，发作不常。

没药研 乳香研 白僵蚕炒 石膏煅 荆芥穗不焙 川芎不焙 羌活洗 地骨皮洗去泥 白附子炮 当归洗,切,焙 白术炒 附子炮,去皮、脐

右件等分，依法修制，为末，以葱涎为圆如梧桐子大。每服拾伍粒，食后葱茶吞下，或薄荷茶下亦得。

乳香散 治眼睛疼痛。林子启传。

通明乳香贰钱,研 青黛壹钱 焰消壹钱 通明雄黄壹钱,研

右件为末，每用时先口中含水，鼻中搐半字，吐却水，仰头少时。

防风羌活散 治风毒上攻，眼睛疼痛。林子启传。

防风洗,切,焙 羌活洗,切,焙 黄耆洗,切,焙 家菊花去蒂,野菊不要 川芎焙 荆芥穗不焙 白蒺藜炒,杵,去尖 甘草炙,已上各半两

右件为末。每服贰钱，麦门冬熟水调下，熟水、茶并可。林子启传。

当归地黄圆 养血，益肝，治目。

当归贰两,去芦,洗净,焙干,酒浸壹宿 枸杞子贰两,拣净,焙干 熟干地黄贰两,用竹刀切细,不得犯铁器 菟丝子水淘去砂石及浮者,酒浸壹宿,再以水淘过,控干,先研碎,焙令干,秤贰两

右除地黄外，并为细末，再将地黄于石臼内捣烂，添炼蜜捣圆如梧桐子大。每服肆伍拾圆，空心、食前米饮下，温酒亦得。

三贤汤 治风毒入眼，迎风有泪，两眦湿赤，痒发难任，视物昏昧。久用，养目力，活血脉，使面目光泽，眼力明健。

川当归贰两,和头尾细剉 赤芍药贰两,细剉 荆芥取穗肆两,细剉

右叁味并生用，拌匀。平分叁服，以薄绢袋盛，逐日早用水贰升煮至壹升，取出袋儿控干，每至早辰洗面后，以药水热洗眼并洗面上，使至水冷不用。药袋儿，来日早再煎洗。凡壹袋得伍柒次煎，却再换。

观音洗眼药 治眼睑赤烂。

铜青贰钱重,细研,罗过 白矾土壹两,研,罗用,水飞过,取上面浮浓者,

去滓，澄干，秤半两用

右贰件细研。每服半钱匕，沸汤浸半盏以下，热洗眼，以纸覆之。壹日洗数遍，每洗以汤坐令热，日壹易之。

龙树镇肝圆 治肝肾俱虚，风邪内乘，眼目昏暗，或头风偏牵，眼渐细小，或青盲雀目，诸风内外障者，不过拾数服，立愈。须忌房室、酒面、炙煿、鸡鱼、辛辣发风动气物。但于暗室中坐，不可使心，无不应验。每服贰拾圆，龙脑薄荷汤，食后下。石大夫方。

草决明贰两，炒　人参半两　家菊贰两　川芎壹两　黄芩壹两　玄参壹两　地骨皮壹两　防风壹两

右同为细末，壹料用粟米粉叁两，蒸熟为圆如梧子大。每服只可贰拾圆，温酒吞下，食后、夜卧时服。

定痛散 治眼睛暴痛不可忍者。

汉防己不以多少。

右为细末。每服贰钱，温酒调下，不拘时候服。

羌活散 治一切内外障眼，翳膜遮睛，久治不明者，服之神效。

羌活半两　川芎半两　旋覆花去梗，半两　防风半两，去芦　甘草生，壹两　苍术米泔水浸壹宿，去皮，切，不见火，壹两　楮叶壹两，八月中采，阴干　甘菊花去梗，壹分　楮实壹分　蝉壳壹分，去土　木贼去节，壹分　桑叶阴干，八月中采，秤壹两

右为细末。每服贰钱，茶清调下，早晚食后、临卧，日可叁服。

谷精圆 治大人、小儿雀目攀睛。

谷精贰两，为末　羊肝壹具，薄切片子三指大，用黑豆贰合同谷精草，以水贰大碗同煮干为度，取出控干

右和黑豆，不以多少，时时嚼吃。如恐不肯吃时，初煮干时乘热入臼内捣成圆如绿豆大。每服三拾圆，茶清汤下，食后、临卧服。小儿随大小加减服。

还睛散 治风热毒气攻眼，血贯瞳仁，赤肿痛涩。

龙胆草洗　赤芍药　当归洗，去芦，各等分

右为末。每服贰钱，用茶汤调下，食后、临卧服。小儿半钱，蜜汤调下。

三退散 治丈夫风热眼，女人血风眼，肿赤疼痛，年年发作，服此大效。许尧臣传，高同法方。

蚕退纸五月者　蛇退壳洗，剪碎，焙　蝉退壳洗去土　草龙胆草去根节　木贼去根节　防风去芦　黄芩洗　羌活洗，已上各半两　白蒺藜炒，去壳，取仁三钱

右玖味同为细末。先泡南硼砂汤洗眼，却每服贰钱，炒黑豆淋汤调下，食后、临卧时服，日进叁服。

又方：用羊子肝不拘多少，入黄芩末，铫子内入水少许煮熟。先食肝，次以汁吞下青州白圆子叁拾圆。雀盲、黑花眼患服此，取效为度。

治咽喉口齿

治喉闭方[1]林巢先生方

盆消不以多少，为末，以苇管子吹药入喉中，甚妙。

开喉散 林巢先生方

盆消贰文　青黛叁文　脑子贰拾文

右为末，每用少许，以苇管子吹药入喉中。

治口疮方 林巢先生方

蔷薇茎叶冬用根

右细剉，浓煎汤，漱之大效。

小儿误吞物哑方[2] 林巢先生方

卷柏　茯苓

右等分为末。温水调下壹钱，立取下误吃一切物，金石草木之类，

---

[1]方：原无。据目录补。本节后同此改，不另注。
[2]方：原作"着"。据目录改。

悉能取下。

治蚛牙疼，**失笑散**。陈左司传。

川升麻　细辛去苗　荜拔　胡椒　甘松去土　白芷

右等分，择净，为细末。每用少许，揩患处，闭口少时，顽涎出。若甚者，用贰钱，百沸汤浸，乘热漱之，涎出立愈。

治急喉闭方

右以皂角去皮子为末，用箸惹药点肿处。次用醋调贰叁钱，涂外肿处，须臾自破，血出即愈。

齿药方陈希夷方

川乌头炮裂，去皮、脐，秤肆两　白僵蚕微炒，肆两　华阴细辛半两　青盐壹两　皂子壹百个，炮，烧存性，不蚛者

右同捣为末。食后、临睡，如齿药用，永除齿患。

乌髭牢齿药方[1]　乌髭鬓，牢牙齿。

生干地黄贰两　猪牙皂角贰两　巨胜子壹两，黑脂麻是也　槐枝贰两，取著大木上生绿条者　青盐壹两　威灵仙半两，去土，取细条子秤　蔓荆子半两

右用壹藏瓶，盐泥固济壹指厚，上留壹窍子。候干，入药在内，用炭火约半秤煅，候烟欲尽去火。地上开坑，取藏瓶药置坑中，以土培之，经宿取出。细研，以瓷器收之，旋取揩牙。

一捻如神散　治风蚛牙疼，诸药不能疗者。

华阴细辛好者，去苗叶　隰川地龙去土，贰味各半两　麝香壹钱秤

右先将前贰味为细末，次研入麝香，再同研匀。每用半字，擦痛处，无不取速效。

坚齿散

酸石榴壹个　丁香母贰拾壹个　华阴细辛贰钱　川升麻壹钱　青盐壹钱

右件先将丁香母散插在石榴内，黄泥固济，令干。猛火煅成烟尽，

---

[1] 乌髭牢齿药方：前四字原无，"药方"二字原在句末。大阪本同。据目录补改。

取出，放在地窍内出火毒，去土，入前三件碾为末。早晚揩牙，良久温水漱口，误咽不妨。常用，去风黑髭，坚肌骨，能令牙齿百病不生，永无牙疼苦齿之患。沙河塘余医传。

吹喉散 治大人、小儿喉闭肿塞，水浆不下。

鹏砂壹分　龙脑壹钱　白僵蚕贰拾壹个直者，别研　青黛壹钱　硝石叁钱　马牙硝壹钱半　白矾壹钱半　生胆矾壹钱半

右件各研细，再同研令匀。用好新笔管，抄少许吹在咽喉内，立效。

胜金散 治肾热上蒸，牙龈浮肿，牙齿疼痛，或肾元虚冷，牙齿动摇，或赤肿痛。风牙、虫牙，并治之。

老生姜拾两，切如钱，薄摊干，用砒霜壹盏细研，拌和姜钱令匀，留少许砒霜放银砂锅内，放砒拌姜钱于上，按令紧，以新瓦壹片盖锅口，炭火煅令烟尽，倾于碗内，盏子合定，存性，要成黑炭，不可白却　荜拔贰钱　全蝎贰钱　胡椒贰钱　华阴细辛贰钱

右肆件焙干，为细末，并姜炭亦为细末，拌匀。每用，手指点少许揩牙龈上，闭口，候有涎沫出，吐之，不可咽，仍以盐汤漱之。

治鱼骨鲠方[1]

右用净水壹盏，左手屈第三、第肆指，用大指及第贰、第伍指托起水盏，次用右手掐子上念：吾顺东流启毒。摄柒遍，喷气入水中，令被鲠人饮水立愈。仍面东北。

南星散 治缠喉风。林景度方。

白僵蚕直者，焙干　天南星大者，炮，置地上，盏盖，候冷用

右各为细末。每味挑壹钱，用生姜自然汁小半盏调匀呷。治喉[2]闭方甚多，此方最妙。高医增蛇蜕、半夏、白矾各等分。

防风散 治齿痛。徐大卿传。

防风贰两　附子贰两　蜀椒贰两　莽草壹两，乃樟木叶

---

[1] 方：原脱。据目录补。
[2] 喉：原作"唯"。大阪本同。今据上下文均有"喉闭"病症改。

右为细末。温青酒壹盏，和少许含，不要咽汁，以余酒漱口。拾年患者亦瘥。

一漱散 理牙痛。

川芎　细辛　防风　防己　升麻　罔草各等分　郁李[1]仁别研

右为末，煎漱口。

黑龙膏 治咽喉肿痛，九种疾。急喉闭、缠喉风、结喉、烂喉、重舌、木舌、遁虫、蚰蝶、飞丝入喉。舒州刘郎中传。

人参末壹钱　甘草末贰钱　酒一合[2]　百草霜壹钱　不蛀皂角贰条，以水三升浸一时辰，揉汁，去滓

右件同熬成膏，次入霜梅、上白盐、硇砂、焰硝各少许，再煎一两沸为度。如有患人，先用水漱口，次以鹅毛点药扫喉中，有恶涎或自出，或下腹，可壹两度引药方歇，良久，喉中恶物出尽为度。

白衣观音圆 治误吞麦芒、针刺、铜铁哽着，及喉闭痛、鱼骨哽。

僵蚕半两　乌鱼骨去壳，半两　白茯苓半两　甘草半两，炮　贯众壹两半　缩砂仁半两　硼砂贰钱，研　麝香壹分，研　山豆根半两　真珠屑少许　象牙屑少许

右为末，用飞罗面打糊为圆如梧桐子大，蚌粉为衣，阴干。每服贰圆，冷水浸药，频频呷服。忌鸡、犬、妇人见合药。将壹圆含化亦妙。

安肾散 治风热上盛，牙齿虫蛀，但是牙疼苦齿之患，用此立有神效。许尧臣方。

五倍子　香白芷　草乌尖　荜拨

右各等分，剉如米豆大，炒令烟出存性，为细末。先以百沸盐汤盥漱，令知其热痛吐出，用药遍揩，良久去涎，再用盐汤漱，立止，未止再用。

---

[1] 李：原作"里"。大阪本同。据《证类本草·郁李人》引《神农本草经》作"郁李人"改。
[2] 一合：原脱。据大阪本补。

治疮肿伤折

白龙散 治干疮。

白龙骨半两　黄柏壹两,去粗皮,蜜炙　黄连壹两,去须　白敛壹钱半,剉碎　白及壹钱半,剉碎　白交香半两,别研入

右件为末。先用荆芥、甘草煎汤洗,用乌鸡子清调药傅在疮上定,壹服可。忌动风、炸酱、腌藏、毒物。

黄金膏 治一切痈疽肿疖,已成未溃宜用之。江谏议方。

乳香研,半两　木香半两　当归去芦,半两　松脂研,半两　防风去芦,半两　金毛狗脊去毛,半两　枫香乳即枫树脂是,半两　白及半两　白芷半两　白敛半两　白术半两　杏仁去皮、尖,半两

右净洗,细剉,用清油壹升半安锅内,文武火养一宿。候油冷,下诸药,又以炭火养之三日,勿令太沸,长如鱼眼,候白芷黄为度。滤去滓,入黄蜡肆两,再煎令溶,入细罗黄丹壹两搅匀,入瓷合内,候凝即成。可用纸花摊膏子,量大小贴之。

太上无比灵应神异膏 治痈疽、瘰疬、肿疖、恶疮。叶京丞方。

露蜂房壹两,剪细,事持净称　蛇蜕半两　乱发如鸡子大,男子者　绵黄耆三分,细剪　玄参半两,细剉　黄丹伍两,后入　清油壹斤　杏仁壹两,去皮、尖,先烂研

右先将油入铛内,便下乱发,煎熔尽,次入杏仁,候色黑滤去滓。再入锅内,然后入余药,候焦黄再滤去滓。次入黄丹,候沫出变色,以柳木篦子搅伍千搅,滴入水中候凝,软硬得所,即倾入净罐内。如未甚硬,可再搅伍陆百下也。即成,如常法用。

治阴生疮 痛不可忍。

右用田螺壳自脱者好,烧存性,为末,入些腻粉,生油调抹,先用盐汤洗。如湿甚,只干掺之,亦妙。

治抓破面方[1]　凡面抓破及生疮疖初安，瘢痕未退者。

右以橄榄核磨浑涂之即愈，仍无痕迹。

香连散　治热毒疮。院子汤成。

黄连半两　黄柏壹两　轻粉壹钱　蛤粉贰钱　乳香半钱

右为末，用猪胆调傅。或先以猪胆点疮，然后用药掺，亦得。

淋渫方　治热毒疮。

鹭丝藤五两　山茱萸壹两　汉椒壹两　枇杷叶壹两　连根葱拾茎　苦参贰两，捶碎

右煎汤。将脚搁于盆上，用布单盖露脚指，候下得手，从腰上淋渫下。

生肌真珠散仇防御方

定粉二两　白敛壹两　黄丹半两，炒，地上出火气

右为末，干掺疮，用纸花子护之。

嵌甲药石大夫方

白矾[2]枯　乳香壹分　麝香半钱　诃子伍个，取皮，为细末　黄丹半两，炒

右同研细。每用先洗净揾干，掺药少许，立干，即剪去，永除根本。

神明膏　治一切疮肿折伤，磨风止痛。若内伤，酒调壹钱匕服之；口疮，含化；赤眼，涂之。疮口积年不合，三五上便生痂，旬日间肌肤平。鼻中肉铃子，纸捻日日点，壹月取下。干湿癣风痒瘄痛，皆磨之。其余小儿瘤疮、汤火、金疮、浸淫、白秃之类不可尽言。但皮肤之疾，药到即先止痛，生肌。减瘢，高者平，凹者满。次等膏亦可用，但其初缓却可常使。如面膏善藏之，皆十余年不败，久则气愈烈，而效愈速。此方传之经验。李参议方。

生瓜蒌壹枚，去皮用仁　赤芍药壹分　甘草壹分　黄耆壹分　白芷壹分

---

[1] 治抓破面方：原无。据目录补。
[2] 白矾：原书未出剂量。大阪本同。

杏仁壹分，汤浸、去皮、尖　　当归壹分　　桃仁壹分，汤洗、去皮、尖　　人参半两
川芎半两　　苍术半两　　桑白皮半两　　沉香半两，剉极细　　零陵香半两　　藿香半两

右壹拾伍味并细剉，以清麻油壹拾伍两浸肆拾玖日。数满，先倾油于银石器内，以炭火炼令香熟，放冷入诸药，文武火养，自旦至暮，候药色半焦干，用生绢滤去滓。却以大鹅梨叁个取自然汁，同黄蜡壹两半、麝香壹分重炼，候油不[1]滚起乃成，盖梨汁尽故也。入细研生脑子壹分，搅匀后，入新瓷罐蜜封起。重以鹅梨壹个取汁、蜡壹两半、麝香壹钱，再用滓熬次膏，亦候油不滚起，更入龙脑半钱，搅匀如前法，以为面油。若手疮先用葱椒汤洗过，揩干即傅之。

胜金膏　治一切痈疽、毒疖、瘰疬、恶核、赤肿疼痛，排脓散毒，神妙。

白及去须毛，重捌钱，切作片　　白蔹捌钱重，洗，切片　　乳香捌钱重，碾为末　　木鳖捌拾个，去壳，切片子　　柳条捌钱重，去叶，切半寸长　　黄丹捌两，须三四拾文壹两者方得用，不用土丹，炼不成，亦不中丹　　槐枝捌钱重，亦去叶、小枝，切半寸长　　葱白捌钱重　　麝香不拘多少，同乳香后入　　真麻油拾陆两　　川芎捌钱，去黑皮　　草乌捌钱，去黑皮

右㕮咀，与油同熬，用槐枝搅，候葱黑色为度，将绢滤去滓。却将黄丹入铫内，旋入油，将槐枝搅匀，火上炼有黄色，次变黑色，用冷水盏盛，滴水中看黑色不散方住火。连铫提起，频频搅，方入乳香末，次入麝香，倾于钵内，频频搅，直至冷，方住搅收，谨谨封之，无令见风。

此方神州邓家每以叁百文与人一籚，应系瘰疬、恶毒、疮疖，初贴尽散，神妙不可说。此方传于福州乾元寺福首座，福自言在饶州浮梁县藏山院过夏，遇川僧智宣得此方，再三叮嘱，不可轻易与人。晚年归乡，煎施病者，病者皆愈。初梦人云：可施此药，延年八十。未及煎施

---

[1] 不：原脱。大阪本同。据《杨氏家藏方》卷十二同名同组方及本方下文"亦候油不滚起"有"不"字补。

间再梦寐，今数十年矣。请药者如市。

绿袍散 治一切疮疖，神效。贺参政方。

凌霄花　拒霜叶各等分

右贰味净洗，阴干为末，以水调涂肿处，即时内消。如已结实，即便脓溃。用之屡效。

黄耆汤 治渴，并口干有痈疽发背之渐。

黄耆陆两　芍药肆两，白者　芎肆两　甘草壹两

右件每服壹两，水贰碗，煎去半碗，入紫苏拾叶，泡服之。若腊月每服入乌豆壹匙、生姜伍片，同煎服，不拘时候。

排脓木香散 治一切痈疽疖毒，已溃未破，抽风内消，神妙无比。许尧臣传。

川升麻半两　番降真香壹分　木香壹分　真姜黄壹分　大黄半两　白矾壹分，飞　当陆[1]根半两，切片

右为细末，以温水调，扫肿处，便觉彻骨凉冷，其肿立消。疮已破，去白矾，未破可用矾。此建州齐安天王府方。

治发背方[2]

右以皂角刺刮皮，如胡桃大壹块，令紧实，水壹大盏，浓煎半盏已下，温服，下黑汁为验。此方得于鞠学士孙云，尝病此，壹服愈。

浴汤方 治风虚，搔之生瘾疹。

枳实肆两　何首乌肆两　苦参肆两　白芷肆两

右为末，分作三次作浴汤，水煎淋洗之。

治一切疮方 应偏僻处疮、头面上疮、刀斧伤疮。

右五倍子不拘多少，为末掺之，妙。加好坯子[3]少许，尤佳。又先用杉木刺、干皂角刺煎汤洗疮，掺佳。

---

[1] 当陆：据《证类本草·商陆》引《唐本注》：商陆，"一名当陆"。
[2] 方：原无。大阪本同。据目录补。本节同此修改者，不另注。
[3] 坯子：据《本草纲目》全书提到5处"坯子"均为"胭脂坯子"，可作敷疮药用。故此处或指胭脂。

治久年风癣方　或干或湿，痒抓不止。

草乌头 贰钱　川乌头 贰钱　香白芷 贰钱　天南星 贰钱　零陵香 贰钱　白矾 壹钱　无蛀皂角 壹梃，烧留伍分性

右为细末。每用药时，先以温汤洗疮，如寻常澡浴，用皂角擦洗，然后挹干，即以极粗布裹药，仍以酽醋捣羊蹄根，壹处蘸擦疮处，取令皮破血出，又以药掺之。每用药，痛不可忍，然痛壹复时过，叁贰日疮乃自生厴，退即愈。

治痈疽发背方[1]　治内外痈疽、发背等疾，无问已破未破。

右以牛皮胶拾文，先用无灰酒约叁盏浸胶，先取清者壹盏温饮，重汤煮余酒，候胶融，入生甘草末贰钱，与胶同饮，以尽为度，神妙。

当归消毒散　治风毒，身生丹毒。

当归 壹两，洗，去土、芦头　川芎 壹两，生用　黄耆 壹两，生用　防风 壹两，去芦头，生用　甘草 叁钱，生用

右件为粗末。每服叁钱，水壹盏，麦门冬拾粒去心，同煎至柒分，去滓温服，不计时候，日进叁服。

治丹毒诸方 张承务传

右用大蒜或小蒜，捣如泥，厚涂之，干即再涂，以差为度。又赤小豆捣罗为末，以鸡子清和涂之。更用川朴消汤化浓汁，放冷候，豆末差干，勤勤以鸡毛拂上朴消，消汁令豆末润，半日壹换。地龙、粪水和涂之。又生地黄汁涂之。又川大黄末水调涂之。又栀子仁捣为末，水涂之。又黄芩末水调涂之。川芒消研为末，水调涂之。

又传一方

郁金 壹两　黄连 壹两　黄芩 壹两　糯米 叁合

右细罗为末，用蜜水调令稀稠得所，用鸡羽薄扫丹上，干即更涂。

治发背灸法 陈景齐传

右用草量患人，男左女右，从中指此至手掌后大纹横处。凡手有两

---

[1] 治痈疽发背方：原无。据目录补。

横纹，今只量第一横纹为则，截断，却后从鸠尾骨尽处向上量至草尽处，以笔点记，别以草量中指中节须测量亦是男左女右。量讫截断，却于笔点处两旁平量草尽处是穴。两穴各灸叁柒壮。此是灸发疽背之截法，妙不可言。量鸠尾最难，用贡竹搁于椅上，令患人坐于竹上，则鸠尾尽处可量矣[1]。

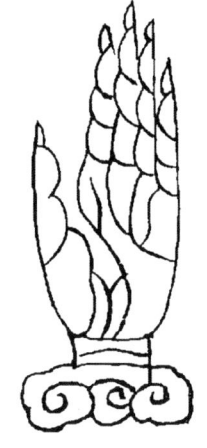

治发背灸法

治脚膝生疮方[2]　治男子、妇人气血凝滞，以至脚膝生疮，无问久新，四弦肉黑，脓汁迸出无时，久成冷漏疮，用药无效者，并宜用此，功不尽述。

天筒骨灰存性，半钱　紫沉香半钱，降真是　黄秫米半钱，炒黄色　龙骨半钱　乌贼骨半钱　浮石半钱　鸡内金半钱　轻粉少许　螃蟹小个壹枚，烧存性

右并为末，令极细，和匀，用生油调涂，立效，无不差者。

螵蛸散　治发背并手脚背疮，及诸般无名恶疮。

海螵蛸乃乌贼鱼骨，用贰两　铜绿秤重半钱　腻粉叁拾足　麝香叁拾足　黄丹秤重肆钱　白矾火飞，秤重半钱

右先将海螵蛸别研极细，且入它药，壹处同研匀。如有疮不破者，用水调，以鸡、鹅翎扫上，即时定痛。如疮破先用温盐水洗，只干掺上。药须少用，内海螵蛸去面粗皮，白矾、铜绿少用，恐多蜇人，屡经神效。江东李提幹传。

乳香散　治远年日近寒湿注破生疮，诸药医不效者，此药立效。

小粉壹两，细末　腻粉半两　乳香末叁钱，碾细

右件药用肥葱白两叁根炮熟，与药研成膏，贴患处，帛子系定。如药干，用温汤时时润之。

密陀僧散　治寒湿疮药。

---

[1]　见右图。
[2]　治脚膝生疮方：原无。据目录补。

密陀僧半两，用鲫鱼壹个屠开去肠肚，入上件药在内，湿纸裹放瓦上煅，以鱼焦为度，去鱼不用，细研为末　虢丹贰钱，炒过，地上去火毒

右贰味细研为末。如疮湿，用干净帛子揾干，掺药。如疮干痛痒，用生油、腻粉调贴，以帛子盖，立效。

观妙散　治大人、小儿久蕴积热，身发大疮赤肿，脓泡血灌，四弦紫黑，无药治者，用此立效。许尧臣方。

川百药煎　鸡内金

右贰味等分，为细末，以麻油、轻粉少许同调如糊。先剥开疮，去皮，蘸干脓血，随大小挑药安疮窠内，立见彻骨清凉，肉平黑消，次日疮干。如久患用，服杏黄圆。

杏黄圆方许尧臣方

杏仁烫去皮、尖，麸炒　黄连去毛

右贰味等分，为细末，水煮面糊为圆如绿豆大。每服贰叁拾圆，麦门冬温熟水下，小儿减圆数，并不拘时候服。忌炙煿、炸酱、腌藏、湿面之毒。此方神妙不可尽述，得之沈给事家藏方。

胜金散　治打扑伤损，筋断骨折，疼痛。

干姜　川乌头　苍术　当归

右肆味，各等分，为细末，用米醋打稀糊，入药末不拘多少调成膏子。用厚纸上摊药，乘热贴裹伤处。如冷时即用火四边炙令热，如干即以醋润湿之。如此叁次立效，仍服吃者药如后。

四托散　接骨止疼。刘郎中方。

降真香　香附子　厚朴姜制　水蛭用盐炒焦黄，各半两

右为细末。每服贰钱，用盐酒调下，日近三服，不拘时候。

又一方[1]：凡肿，皆由风邪毒气，客于经络，血涩不通，拥结所致。其肿或无头无根，浮在皮肤之上，如吹之状，或肿或散，去来不常。或有头有根，结成疽疮。其候非一，乃寒气与血，相搏而成。应系

---

[1] 又一方：原无。据以下内容补。

丹肿赤瘤，已溃未溃，并宜用之，神效。包郎中方。

赤小豆壹合　茵草[1]半两　黄柏壹两　黄连半两

右件并日中晒干，同为细末，用冷水调匀，稀稠得所，贴赤肿处，立效。如干，再换之。

汤方

四顺生姜汤　治中酒，胸膈不快，痰呕恶心。

神曲肆两　甘草壹两半，微炒　生姜肆两肥嫩者，洗净细擦，与曲同和作饼子，焙干　草豆蔻壹两半，炮熟，去皮　麦蘖壹两，微炒

右为细末，入盐点服之。

护脾快气汤李宗丞方

生姜肆两，用盐淹壹宿，焙干　神曲壹两，炒　麦蘖半两，炒　陈皮连白，半两　草果贰钱半　甘草半两，炙

右为末，每服壹钱，入盐用白汤点服。

沉香降气汤赵无量通判方

天台乌药壹两　香附贰两，生，去皮，炒　甘草壹两半，炙　蓬莪术壹两半　缩砂仁壹两

右五味同为细末，入盐点服。

增损磨气汤　治一切气滞，胸膈痞痛，胁肋刺痛疼，及气忤气痹，并皆治之。

生姜柒片　附子贰钱，切作片　橘皮壹个

已上叁味，水贰盏，同煎至捌分壹盏，去滓，次入

沉香　木香　槟榔　乌药　人参　白术

---

[1] 茵草：两种现代校点本均作"芮"。茵 wǎng，《中华字海》称：茵，同"茵"，一种生在田里的草，又称"水稗子"。据《本草纲目·茵草》引《本草拾遗》云："茵草生水田中，苗似小麦而小。四月熟，可作饭。"义同。而"芮 ruì"，据《中华字海》有五义，均不作水草，甚至不作草解。由于此字各校点家用字多有不同，故今采用原字。

已上陆味，各磨汁半匙许，倾在已煎附子等药汁内，再煎令叁伍沸，通口服之。

半夏汤 开胃建脾，温中化痰，止呕宽膈，进食。

半夏曲壹两，炒　陈橘皮壹两，去穰　甘草贰两，炙　丁香壹分　草豆蔻叁个　生姜半两，薄切，晒干，盐贰两腌壹宿了，入神曲同炒

右为细末，入盐汤点服。

和中汤 治脾胃不和，呕逆恶心，吐清水，及中酒胸膈不快。

拣丁香叁钱，热锅内用盏炒良久，取出　缩砂仁叁两　胡椒贰钱半　干姜半两，炮　炒盐贰两　甘草贰两，碎，以盐水洒，炒紫色

右为细末，每壹盏沸汤点，极醒酒。

清上汤 化风坠痰，清头目，利膈。

薄荷叶壹两　白豆蔻去壳取仁，壹两　甘草肆钱，炙

右为细末，每服壹钱，沸汤点服，不拘时候。

香芎汤 散上膈壅痞，头目昏重，神思不爽利。

川芎壹两，洗，剉，焙　细辛壹分，洗，去芦、叶，剉，焙　檀香贰钱，剉　人参壹分，洗，剉，焙　甘草壹分，炙，剉

右前件伍味为细末。每服壹钱，热汤点服。不拘时候合了，用砂合盛封之。

洞庭汤 清神爽气，宽中快膈。

陈橘皮不去白，壹斤，切　生姜去粗皮，壹斤，切　甘草陆两，炙　神曲陆两，炒

右前贰味捣，入盐半斤，同腌壹宿。焙干为末，白汤点服。

獬豸汤 大治心脾疼，暖胃气思食，醒酒快膈。

良姜贰两，剉细，用黄泥煮十数沸，却洗净，焙干，再用好酒浸壹日，再以慢火煮酒尽为度，焙干　缩砂仁壹两　白术壹两，剉，炒　胡椒半两　甘草贰两，剉，入盐壹两肆钱同炒　红豆壹两

右为细末，每服壹钱，沸汤点服。

龙涎汤

山药_{陆两}　白豆蔻仁_{贰两}　丁香_{贰钱}　木香[1]　沈香_{半两}　脑子_{少许}

右为末，密磁器盛之，每服壹字，沸汤点服之。

御爱汤　治脾胃所伤，不进饮食，胸满不快，酒食后尤宜服。

干姜_{贰两半，炮}　大麦蘖_{肆两，炒赤色}　甘草_{叁两，炙}　草豆蔻仁_{壹两}　粟米_{肆两，炒}　缩砂仁_{壹两}　盐_{肆两，炒}

右为细末，每服壹钱，沸汤点服。

酴釄汤　和气血，美饮食。

干山药_{肆两}　乌药_{壹两}　丁香_{叁钱}　木香_{壹钱}　甘草_{柒钱，炒}

右为末，入盐，沸汤点服。

异香汤　陆寺丞方，妊身勿服。

京三棱_{壹两}　蓬莪术_{叁两}　甘草_{壹两半}　益智子_{壹两}　陈皮_{去穰，壹两}　青皮_{半两}

右同为末。每服贰钱，盐汤点，澄清服。消食化气，宽膈养脾。

余甘汤　四时可点。_{陈彦序传。}

川百药煎_{肆两}　干山药_{贰两}　甘草_{肆两，炒匀令焦}　盐_{贰两，炒}　人参_{贰钱好者，去皮、梢}　檀香_{壹两}

右为细末，点之。

凤髓汤

莲肉_{去心、皮，白肉贰两}　干山药_{壹两}　龙脑_{少许}

右为末，点之。

琼液汤

杏仁_{壹两，去皮、尖}　松子_{少许}　胡桃肉_{半两}　脑子_{少许}

右烂研如泥，入蒸蜜半斤以下，再研为膏，点。

枣汤

大枣_{壹斤，用水洗净，控干，薄切，去核，焙干}　甘草_{三两，炒}　生姜_{壹斤，}

---

[1] 木香：原书未出示剂量。大阪本同。

洗净，薄切片，焙干　盐用汤煎续入，肆两炒

右为末，点之。

香谱[1]

香谱[2]	文苑	新料	笑兰	清远	锦囊	醒心	凝和
四和	沉香贰两壹钱		檀香三钱		脑子壹钱		麝香壹钱
凝清	檀香半两	降真半两	笺香半两	茅香半两	苓苓香半两	藿香壹分	丁香半两
百花	笺香壹分		沉香壹分		麝香壹钱		檀香壹两半
碎琼	甘松壹分	檀香半两	降真半两	生结三分	木香半两	麝香壹分	甲香壹钱
云英	玄参贰两	甘松半两	麝香壹钱	沉香壹分	檀香半两	脑子壹钱	结香壹钱
宝篆	丁皮壹分	香白芷半两	脑子壹钱	麝香壹钱	藿香壹钱	笺香壹两	甘草壹分
清真	麝香壹钱	茅香肆两	甲香半两	檀香半两	丁香半钱	沉香半两	脑子壹钱

已上并为末，用蜜少许，拌匀如常法烧。内惟宝篆香不用蜜

备急诸方
备急单方顷得之亲旧间，一药治一病，简而易得，附于卷末。

凡卒死　或先疾病，及寝卧间忽然而绝，皆是中恶而死也。

右用葱黄心，于男左女右鼻中刺入，深陆染寸，令目中血出即活。

---

[1] 香谱：原无。据目录补标题。
[2] 香谱：本香谱内阁本以表格方式体现，而大阪本无格线。表中包括纵横交错的14个香方（第一行7个方名，第一列7个方名）。所以，必须保持原表格形式，才能清晰体现出来。表中的沉香所用之名较多，有沉香、笺香、结香、生结。"笺香"，为"栈香"之别名，此为沉香树的树干，香气清淡，质量一般；"结香"，是沉香之曲干斜枝受伤后，又经多年雨水浸渍，所结之香，香气浓烈，质量上乘；"生结"，特指人工斫伤树干树枝所结之香，质量最好。另外，"苓苓香"，据《图经本草》原作"零陵香"。

○又绵浸好酒半盏，手按令汁入鼻中，并捉手足勿惊。○又视上唇里弦有如黍米粒，以针挑破。○又皂角或生半夏末如豆许，吹两鼻中。

卒心腹胀痛 短气欲死，或已绝。

右以桂贰两，剉，水壹碗，煎半碗，顿服。干姜亦得。○又布裹盐如弹圆，烧令赤，置壹盏酒中化服，得利即愈。

霍乱转筋

右桑叶研汁，服壹盏，冬月浓煮干者。○又蓼壹把，去两头，水叁盏，煮贰盏，顿服。用蓼乘热捣转筋处。○又生姜，或干姜，或高良姜，或苏枋木，浓煎汁服良。

若霍乱吐利后大渴 多饮则杀人。

右黄米半升，水伍碗，煮叁碗，澄清，稍稍与饮之。更勿与余物饮。

客忤者 中恶之类。多于道路、在外得之，令人心腹绞痛胀满，气冲心胸，不即治杀人。

右以好墨为末，水调贰钱服。○又铜或瓦器盛汤著肚上转移温之。稍冷，即不用衣衬。汤冷别换。○又盐贰钱，水叁盏，煎壹盏，分贰服，得吐即愈。

中恶、客忤、卒死、鬼击 亦相类为治，可通用之。

右捣生菖蒲根，取汁壹盏灌之。○又烧羊屎烟，令熏鼻中。

鬼击之状 卒着如刀刺胸胁，腹内绞急切痛，不可按摩，或吐血、下血、衄血。

右熟艾如拳大，水伍盏，煮叁盏，顿服。○又好酒壹盏灌鼻中。○又盐壹分，水贰盏，和搅令服。并以冷水噀之，吐即差。○又蓬莪茂酒研服壹盏。○又车脂壹钱，酒调温服。○又灶下黄土，水调服良。

凡魇死 不得着灯火照，亦不得近前急唤，多杀人。

右以口痛咬其足跟及足拇指甲边，并多唾其面即活。○又皂角末如大豆许，吹两鼻中，得嚏则气通，叁肆日者犹可救。○又芦管吹两耳，并取病人发贰柒茎，捻作绳刺鼻中。○又捣韭汁半盏，灌鼻中，冬月掘根研汁。○又灸足大指聚毛中叁柒壮。○又盐汤灌之。

凡自缢 死后早至夜虽已冷必可治，从夜至早稍难。若心下温，壹日已上犹可救。

右款款抱解，不得截绳，放卧。令壹人踏其两肩，以手拨其发，常令紧；壹人以手擦胸上散动之；壹人摩搦臀、足，屈伸之。若已僵，但渐渐强屈之，及按其腹。如此壹饭久，即气从口出，得呼吸，眼开。勿苦劳动，可以官桂汤及粥清与之，令润喉咽。更令两人以叶管吹其耳中，尤好。若依此救，无不得活。○又紧用手罨其口，勿令透气两时许，气急则活。又皂角、细辛等分为末，如大豆许，吹两鼻中。

凡溺死 壹宿者尚可救。

右捣皂角，以绵裹内下部中，须臾出水即活。○又醋半盏灌鼻中。○又屈死人两脚着人肩上，以死人背贴坐人背，担走，吐出水即活。○又裹石灰内下部中，水出即活。○又倒悬，解去衣，去脐中垢，令两人以笔管吹其耳中。○又熬热沙覆死人面，上下着沙，只留出口鼻耳，沙冷湿换之。○又解死人衣，灸脐中即活。○又倒悬，以好酒半盏灌鼻中及下部，良。

救冻死 四肢直，口噤，只有微气者。

右用大锅釜炒灰令暖，以囊盛熨心上，冷即换之。候目开，乃温酒及粥清稍稍与之。若不先温其心，便将火灸，则冷气与火争必死。○又用毡或藁荐卷之，以索系定，令两人对面踏，令滚转来往，如捍毡法。候四肢温和，即止。○又手足方自冰雪中来，寒冻僵直，不可便向火灸及搓耳，多令指节及耳堕落。宜歇定，饮少水，近火。

夏月不可淘井 多致杀人。宜先以鸡毛放井中试之，如动摇，不可便下，是有毒物不可入，古冢亦然，五月七月尤甚。如已中毒，以水噀其面，并以水调雄黄末壹贰钱服，良久即苏。

凡墙壁压死、魇死、自缢死、溺死、产死 谓之五绝。

右以生半夏为末，如大豆许，吹鼻中，良久即苏。

凡中热死 不可便与冷物，多死，救之方。

右取道中热土，多积心下，又众人嘘其心令暖。○又取屋上热瓦熨心下。○又令病人仰卧，以热土壅脐上，令人尿之，脐中温即愈，止冷别换。○又延胡索为末，汤调贰钱服。又汗头巾汤浸洗汁服。○又干姜、橘皮、甘草煎汤，少少与之。暑月远行，当吃少麻粞，即不中暑。嚼少生葱，解热渴。

转筋入腹 痛欲死者。

右以肆人捉手足，灸脐左边贰寸拾肆壮。○又生姜壹两擘碎，酒伍盏煮浓，顿服。○又醋煮衣絮令彻温，裹转筋处。○又浓煮盐汤，通手足洗胸胁间。

霍乱、蛊毒 宿食不消，积冷，心腹烦满，鬼气痛。

右用极咸盐汤叁盏，热服壹盏，刺口中令吐宿食使尽。不吐更服。未，再服。令吐尽止。

卒上气鸣息 便欲绝。

右捣韭绞汁，饮壹盏立愈。○又露蜂房水煮服壹盏。○又吴茱萸、生姜各半两，切作片，水伍盏，煮叁盏，分贰服。○又蓬莪茂酒研服。

《千金方》论曰：凡产后角弓反张，及诸风病，不得用毒药，唯宜单行壹两味。亦不得大发汗，特忌转泻，吐痢必死无疑。大豆紫汤，产后大善。紫酒治诸证如后：

右以大豆伍升，炒令无声，以无灰醇酒伍升，就锅釜中乘热沃之。量疾轻重，酌度多少，稍热服，未安再作。卒中风口不开，身不着席，斡口灌之，令汗出。中风口㖞，头风风痹，瘾疹，四肢骨碎，筋伤蹉跌，头破脑出，中风口噤，温服，外用膏药贴。破伤风入，四肢角弓反张，口噤不能言，或产妇堕胎，重者不过伍剂。男子、女人久肿，得暴恶风入腹；妇人新产，厕上风入脏腹中，如马鞭嘘吸，短气咳嗽，先经宿勿食令腹空，明早服，令汗出，两食顷当下去风气。肿减，慎风，令十日平复。风邪服令出汗，风肿面欲裂破，一服差。妊娠腰痛，常人卒腰痛，妇人五色带下，风入耳，角弓反张，及妇人诸风极重者，入鸡屎白再煎服。

治鼻衄

右以龙骨为末，以笔管吹半钱鼻中，九窍出血皆可用。○又随衄左右，以新水洗足。○又以左捻纸索子系手第四指，咒曰：血神住。立止。○又浓研墨，以葱白蘸塞鼻中。○又蒜研烂，贴脚心及摩手心。○又茅花及茅根浓煎汁服。○又葱白壹握，捣裂汁，入酒少许，抄叁两滴鼻中。○又茶笼箬叶，烧灰研细，温水调壹钱服。○又张弓弦向上，令病人仰卧枕弦，放四肢如常卧。又灸项后发际两筋间宛宛中。

治舌上出血

右烧乱发灰，水服壹钱，亦治吐血、下血。○又豉壹合，水壹碗，煮数沸，温服壹盏，亦治下血。○又小豆壹合为末，水叁盏，和搅汁饮之。○又干地黄壹两、胶半两炒，为末，汤调下叁钱，日叁服。

治小便血

右茅根壹把，切，水壹碗，煮半碗，服壹贰盏。○又龙骨末，酒服贰钱，日叁服。○又当归贰两，切，酒伍盏，煮叁盏，顿服。○又生地黄汁壹盏，生姜汁半盏，水壹盏半，煮贰盏，分贰服。

治耳鼻口中血出不止

右赤马粪烧灰，温酒调下壹钱。

凡喉闭　忌以手掐摘破，或即时再结愈甚，或成宿疾，时时仍发。如急喉闭未有药，先用漆箸贰只，烧令有烟，含口中，不得出气，候烟呛着发嗽即破，然后以用别药。○又先饮生油令气通，后含他药。○又巴豆壹粒微煨过，去皮，用绵裹安耳或鼻中，肿破即除去。○白僵蚕直者为末，生姜自然汁调下壹贰钱，大妙。○又桔梗、甘草各壹两，剉，用水伍盏，煎数沸，服，有脓出即愈。○又浓煮桂汁服壹盏，亦可末桂着舌下渐咽之。○又含鸡屎白。○又含升麻，即愈。

治卒喉肿

右以韭壹把，捣熬热贴项下喉上，冷换之。○又含好醋，亦治口舌生疮。

舌卒肿起　如吹泡，满口塞喉，须臾不治杀人。

右以指刮破舌两边皮，或刀破，次用釜下黑煤和盐涂舌上，用酒调亦得。

治悬痈暴肿

右以白矾、盐等分为末，以箸头点少许在悬痈上。○又干姜、半夏等为末，以少许着舌下。

妊娠忽下血 胎上冲，手足逆冷，欲死方。

右以生艾汁贰盏，胶、蜜各贰匙，煎壹盏半，稍热，顿服之。无生艾，即浓煎熟艾亦得。

妊娠胎动 日夜叫呼，口噤唇青，及下痢不止者。

右以熟艾壹两，酒伍盏，煮肆盏，去滓，再煎至贰盏，服。口闭者灌之。亦治腰痛下血。

胎动及下血 心腹胀者。

右以当归贰两、川芎壹两，为粗末，水肆盏，酒伍盏，煎至伍盏，分叁服。若胎未死即令安，若已死即下。

妊娠得伤寒热病 令胎不伤。

右灶中黄土，水和涂脐方伍寸，干即再涂。○又葱白壹把，水伍盏，煮熟服之，取汗。食葱令尽，主安胎。若已死，须臾即出。

小儿才生下即死 救之方。

右急看儿口中悬痈、前腭上有胞子者，以指摘破，便用帛揾拭血令净。若血入咽喉即杀儿，谨之。

小儿卒急肚皮青黑 不急治，须臾即死。

右以酒和胡粉涂之，干则再涂。○又灸脐四边，去脐各半寸，并鸠尾骨下壹寸伍处，各叁壮。

赤游肿 若遍身，入心腹即杀人。

右以灶下黄土为末，油调涂，勿令干。○又白豆末和水涂，若入腹及入阴者，以护火草取汁壹盏服。干即末之，水调服。

大人小儿丹毒入腹 即杀人。

右以水苔、生地黄、蕺菜、豆叶、菾萡叶、浮萍、护火草、伍叶、藤芒硝、海藻菜、芸薹、大黄、栀子、黄芩，但得壹味，研为末，调傅之良。

大小便不通

右以不蚛皂角去子，生为末，贰钱，独头蒜一颗，沙盆内同皂角磨蒜尽，以酽米醋少许和作饼子如钱大，贴脐中立通。〇又粪中自生瓜窠，采全窠者，洗去泥土，以水壹碗，煮取壹盏，微温服，立通。此药太紧，宜量虚实，酌度多少服。〇又磨刀水服壹盏。妇人产后大小便不通，烧发灰细研，汤调壹钱服。〇又伤寒后大便不通，白矾末以绢帛膈脐，填矾在脐中，以新水滴之，通即取去白矾。

小便不通

右以绵黄耆为末，水贰盏，药贰大钱，煎壹盏，温服。小儿减服。〇又乌梅肉为末，调贰钱服，效。小儿通用。〇又延胡索为末，每服壹钱，温酒调下。〇又椿树根直北者取直者壹条，不拘长短，刮去皮土，煎汤温服。〇又酸浆研汁，温酒和服。

鱼骨梗方

右以小麦黄为末，沙糖圆如弹子大，含化如失。〇又木耳绵裹含，咽津。〇又令他人以诸鱼骨放头上。〇又取鱼网覆头。又蒜塞鼻中。〇又服橘皮汤。〇又口念"鸬鹚""鸬鹚"，即下。

误吞针钉、叫[1]子、鱼骨、杂物方。

右多食肥羊脂肉及诸肥肉，必自裹出。〇又木炭研为细末，每服壹钱，冷水调下频服，自然裹于大便中出。

误吞钱方

右以榨油柤烧存性为末，浓煎艾汤，调下贰钱。又服蜜贰盏。又浓煎艾汤服壹贰盏。〇又饧顿服半斤。〇又百部根四两，酒壹升浸壹宿，温作贰服。

百虫入耳

右以好酒少许灌耳中，起行。〇又闭气，令人以笔管吹壹耳。〇又

---

[1] 叫：字书中未查到。大阪本作"叫"。疑为"刣 gōu"（同"钩"）之误写。

火炙桃叶，卷之塞耳中。〇又车缸脂傅耳孔，四边自出。〇又椒末壹撮，醋少许，调灌耳中，行贰拾步即自出。

蜈蚣入耳

右以树叶裹盐炙热，以掩其耳。〇又炙猪肉令香，掩耳即出。

蚁入耳

右炙猪香物，安在耳孔边即出。

蚰蜒入耳

右以酽醋、灰浊汁、羊酪、小蒜汁、驴乳并灌耳中。〇又熬油麻以疏布盛，枕之。〇又细研绿矾或铜绿，油调灌耳中。〇又龙脑、黑豆大绵裹，如入左耳，塞右耳，入右耳，则塞左耳，立效。

目睛为物损伤

右以牛尿日两次点之，避风，虽黑睛破亦可疗之。

牙疼

右以细辛壹两、地龙四分，为末，入麝香少许，揩痛处。〇又附子尖壹分、胡椒半盏、细辛壹字，为末，揩患处，良久，以盐汤漱去，勿咽。〇荜拔炮热，咬患处。〇又乳香咬患处。〇又野元荽略捻动，塞鼻中，差。

治一切毒肿疮疖

若患三日内，钉者便散。若已有脓，即早较，浓研好墨，依此法于土墙上高处书之，以竹钉子，念七或十四遍，云：风毒、热毒、一切肿毒，钉入此壁，深千丈万丈，急急如律令敕。中间钉之七下。先令病人咳嗽一声，便吸气吹于竹钉上，七钉止，不得移动。此法不须度受，但至诚为病人救疗，神验。〇又草乌头为末，水调涂。若已有头及破者不可用，以药有毒，恐入肉内害人。

凡被火伤

急向火灸，虽极痛，强忍一食顷即不痛。切勿以冷物拓之，热气不出，烂人筋也。〇汤火伤未成疮者，小麦炒黑为末，腻粉减半，油调涂。〇又豆酱涂。〇又杆草灰水调涂，已破者干贴。〇又黄丹酒调涂。〇又烧羊粪灰，醋调涂。〇又羊胫炭烧赤为末，蜜调涂。〇又醋泥涂火伤。〇又赤皮葱白，研涂火伤。〇又新牛粪，乘热涂之，不痛。○又汤瓶中碱为末，酒涂。○又赤石脂研末，水调涂，破者油调。○又生面油调涂。○又柿漆涂之。

金疮深者 若以药速合，则内溃，宜用此方。

右黄丹、滑石等分，细研，傅之。○又黄连、木香、槟榔等分，为末傅上。

金疮

右以石灰、五倍子、磁石、烧毡灰、锡蔺脂及槐花初开者，入藏瓶中，泥固，烧存性。甑带烧灰，银矿烧赤，青蒿、厚朴、熟艾、白药子，上但得壹味。为末傅之。桑白皮汁、地松、车前根叶，并捣细傅之。

凡伤折 忌服自然铜药。

右取赤铜屑细研，温酒服壹贰钱，其骨自接。○又木贼叁两，麻黄去节壹两，甘草叁分，为末，每服伍钱，热酒调下，先整骨了，饮之令醉。

破伤风

右白面、盐各壹撮，新水调涂疮。○又鳔不以多少，于壹仰壹合瓦内，炭火烧烟尽，研细，热酒调下，汗出即愈。○又苏枋木刴，煎浓汁，灌疮口中十数盏，不令绝，候疮中黄水出，为效。

破伤中风 疮口作白痂，无血者杀人，最急治之方。

右以雄雀粪直者是，研细，热酒调半钱服。

破伤风牙关紧噤

右用草乌头去皮、防风，为末，雄黄别研，等分。每服壹字，热酒调灌之。亦治洗头风，噤了牙关者。如破伤风身体强硬，更用天南星贰两、防风壹两，为末，先以热小便洗疮，贴之，有紫汁出是效。

治诸兽伤

右马咬用独颗栗子烧灰贴；鼠咬用麝香唾调涂；猫咬用薄荷汁涂。狗咬伤，涎入疮，令人昏闷者，浸椒水调芮草末涂；猪咬，松脂溶作饼子贴，又屋溜中泥涂。

春末夏初狂犬咬人 即令人狂，过百日乃得免。当终身禁食犬肉。

若食蚕蛹，此毒亦发，定不可救之，宜忌也。

右先去却恶血，灸疮中十壮，明日以后日灸一壮，百日乃止。忌酒，每七日捣韭汁饮一二盏。又地榆捣汁涂疮，干者煮汁饮，以末水调涂。姜汁服壹贰盏。

治蛇蝎蜈蚣等伤

右以铁石上水磨汁涂。○蛇伤吴茱萸为末，酒调服壹钱，油调半钱涂疮。○又捣地榆汁饮，并涂疮。○又捣小蒜汁饮，滓傅疮。○又死蜈蚣烧末，唾调涂疮。○蜈蚣咬，唾调烟脂涂之。

治诸虫毒

右蜈蚣咬，大蒜、小蒜、桑叶、豉末、油淀并可涂。麻鞋底土搽。○蜘蛛咬，饮羊乳。○又饮酒令醉。○壁镜咬，姜汁调皂角末，破者用乌梅肉贴。○又蝎螫，嚼干姜擦，腊茶油调涂。○又蜀葵、马苋、大蒜、萱草汁皆可涂。○驴耳垢擦。○又蜂螫，薄荷擦。又头垢唾擦。又尿泥涂。又嚼青蒿擦。○蠼螋尽其形，以刀子取腹中土，唾调涂。○又捣蒺藜傅。○孙真人云：见一切毒螫之物，不得起恶心向之，亦不得杀。若辄杀之后，必遭螫，治亦难差。

解百药毒

右以出了蚕子者蚕纸烧灰研细，每服壹钱，冷水调下，频服取差。虽面青脉绝，腹胀吐血，服之立活。○亦治牛马误吃花蜘蛛腹胀欲死者，每用两大匙，水调灌之，下喉必效。

解诸食毒

右以生韭汁服壹贰盏。○又头垢如枣核大吞之。○酒毒遍身黄者，五灵脂壹两为末，入麝香少许研匀，饭圆如小豆大，每服拾圆，米饮下，不拘时候。

治横生逆生

右灸右脚小指尖头如小麦大叁壮，下火立产。○又蛇蜕皮烧灰，酒调贰钱，面东服。○又盐涂儿足底。○又可急抓之，并以盐涂产妇腹上。○又菟丝子或车前子末，酒调服贰钱。

产后血运血迷方

右以生半夏末，吹大豆许鼻中。○又五灵脂炒令烟尽，为末，温酒调下壹钱，童子小便尤佳。○又红花或苏枋木，酒水浓煮汁饮。○又神曲末，水服贰钱。

治口鼻出血不止 名脑衄。

右灸上星伍拾壮，穴在真鼻上入发际壹寸。

《叶氏录验方》，大廉先生所传，平日受用者也。大廉少好藏书，而于方书，尤所注意。宦游四方，每岁卒传录成册。虽所积卷帙甚富，前此未见人用，或用而未见其效。与夫大廉疑之而未敢轻用者，皆不敢传之于人。大廉常见医家有能疗人之疾，而少肯授人以方者。每自思之，与其施药于人，岂若录已验之方，使其传之寖[1]广。遂略分门类，别为上中下三卷。俾寿春刘良弼、三山许尧臣二医士，详加校正，而镂木于龙舒郡斋。

　　　　熙淳丙午[2]孟冬朔[3]　延平　叶大廉谨书

右《叶氏录验方》，太社[4]顷在龙舒，面以见授，其言集此书之不苟。予归而试之，如治伤寒神捷解肌汤、补心气七宝丹等药，皆有奇效。予后为雪为婺日，两狱遇有病囚，居民间值时气，辄施解肌汤为剂，动以数十斤计，服者无不立愈，得名神捷。诚不忝[5]，江淮间人，多信用之。它所或未之见，予故刻之。

　　　　东阳郡斋　嘉泰甲子[6]九月望[7]　浔阳　李景和书

---

[1]寖：同"浸"。《广雅》王念孙疏证"浸与寖同"。浸字有6义，此处当取《广韵·沁韵》"浸，渐也"之义，音qīn。
[2]熙淳丙午：南宋孝宗赵昚熙淳十三年（1186）。
[3]孟春朔：即农历正月初一。孟春，指春季的第一个月；朔日，指农历初一。
[4]太社：指叶大廉。其时叶氏为官"太社令"。宋神宗熙宁三年（1070），置为太常寺太社局长官，员一人，正九品，掌巡视四郊及社稷坛壝，主管其祭祀及扫除之事。
[5]忝：原作"忝"，当属形误。忝tiǎn，意为"有愧于"。
[6]嘉泰甲子：南宋宁宗嘉泰四年（1204）。
[7]九月望：即农历九月十五。望日，指农历十五。

方名索引

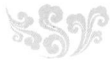

A

艾煎丹　81
安肾散　117

B

八仙剉散　37
八仙散　71
巴戟圆　42
白帛散　86
白附子圆　15
白胶圆　59
白龙散　118
白龙珠丹　42
白衣观音圆　117
白芷暖宫圆　79
白芷圆　70
白术散　89
百益煮砂丹　44
柏子仁圆　42
半夏橘皮汤　70
半夏汤　68，126

半夏圆　94
保生丹　89
备急散　36
倍姜半夏圆　66
必安丹　3
荜澄茄散　24
荜澄茄圆　27
冰玉散　22
薄荷散　87
补肝圆　47
补睛圆　112
补脾圆　30，92
补心丹　48，53
补血艾煎圆　82

C

草豆蔻散　38
侧柏散　105
蝉壳散　91
辰砂茯神散　63
沉香虎头骨散　16
沉香黄耆散　92

沉香降气汤　125
沉香流气饮　27
沉香酸枣人汤　14
沉香消痔圆　94
沉香消胀圆　31
沉香养血圆　83
沉朱丹　58
陈橘皮煎圆　33
趁痛汤　25
趁痛圆　4
齿药方　115
赤白痢方　76
抽风膏　68
除饮茯苓汤　67
川独活汤　14
川乌防风汤　13
吹喉散　116
荆芥散　105
寸金散　16

D

大荜拨圆　79
大沉香散　34
大防风汤　7
大腹皮圆　78
大黄汤　93
大建脾圆　36
大良姜圆　25
大圣镇风丹　15
大温经圆　82
大醒风汤　6

丹方　12
当归地黄圆　112
当归鹿茸圆　85
当归消毒散　122
当归圆　84
滴金散　97
抵圣散　103
地骨皮散　20
地黄圆　45，110
地榆散　74
钓虫圆　46
丁沉香圆　31
丁香半夏圆　67
丁香和胃膏　87
丁香神曲散　24
定痛散　113
定心汤　55
洞庭汤　126
杜仲散　47
断痢圆　76
断下建脾圆　72
夺命丹　75

E

二黄圆　58
二气丹　78
二贤散　44

F

法炼皂角煎圆　19
翻胃汤　24

防风羌活散　112
防风散　98，111，116
放杖圆　19
肥儿圆　90
分涎汤　70
凤髓汤　127
伏龙肝散　81
妇人催生丹　85
附子荜拔圆　24
附子煎圆　12
附子降气汤　54
附子汤　74，80
附子养气汤　35

G

拱辰丹　48
钩藤散　68
谷精圆　113
固肠汤　76
固肠圆　38
固精丹　50
固气圆　96
瓜蒌根散方　104
瓜蒌圆　104
观妙散　124
观音散　88
观音洗眼药　112
归气散　40
桂香圆　28

H

和中汤　126

鹤寿丹　77
黑虎丹　106
黑龙膏　117
黑神散　80
红豆圆　27
厚朴煎圆　39
虎骨轻脚圆　8
琥珀安神圆　51
琥珀七宝丹　55
护脾快气汤　125
化痰掉圆儿　66
还睛膏　109
换骨散　107
黄金膏　118
黄连圆　74
黄婆弹圆　32
黄耆散　46
黄耆十补汤　47
黄耆汤　121
回生散　96
茴香圆　56
活血丹　5
火府散　64
火燎丹　97
藿香散　96

J

鸡冠散　86
积德丹　81
积药麝香圆　25
集香散　37

加减降气汤　38
加减四君子汤　95
坚齿散　115
姜合圆　29
接骨丹　100
劫劳散　22
解毒方　99
解气圆　18
金铃子圆　60
金露圆　106
金缨神丹　41
经济丹　79
九炼神圣夺命活血丹　17
九珍散　58
救汗汤　46
聚宝丹　82
聚香圆　102

K

开喉散　114
坎离丹　42

L

藜芦散　101
立效散　29
立效饮子　71
利咽汤　65
淋渫方　119
灵宝丹　1
灵补圆　57
灵砂丹　77

流气饮子　31
六和汤　20
六神散　5
六味乌梅地黄圆　80
六物汤　71
龙齿汤　54
龙骨散　91
龙树镇肝圆　113
龙涎汤　127
芦荟圆　88
鹿角圆　45
吕真人养脏汤　75
绿袍散　121

M

马兜铃丹　90
麦煎散　95
没药圆　13
梦仙备成丹　2
麋茸圆　45
密陀僧散　93，123
明目人参圆　111
木瓜圆　10，17
木香分气汤　34
木香分气圆　23
木香膏　76
木香厚肠圆　72
木香松节圆　9

N

南星散　116

南星圆 69

宁神丹 53

宁志圆 58

牛蒡散 90

牛膝圆 52

P

排脓木香散 121

螵蛸散 123

平胃正气散 78

破故纸圆 44

破气散 32

破痰镇心丹 15

朴附圆 77

Q

七宝丹 47

七宝散 16

七生圆 6

七乌圆 12

气宝散 28

气宝圆 39

千缗汤 69

前胡汤 69

嵌甲药 119

羌活散 21，64，113

青蒿饮子 23

青硫回阳丹 61

轻粉散 103

清肺汤 65，80

清膈圆 64

清壶圆 66

清上汤 126

清心圆 64

琼液汤 127

曲术圆 37

R

人参保肺圆 95

人参剉散 84

人参膏 94

人参开胃汤 24

人参平胃散 23

人参前胡汤 69

人参散 35

人参香茸散 22

人参饮子 63，69

人参远志圆 57

茸附圆 54

茸朱丹 63

肉豆蔻散 77

如锦圆 52

乳香木瓜圆 11

乳香散 112，123

乳朱圆 59

S

三倍散 29

三匮圆 57

三奇汤 64

三圣散 40

三退散 114

三贤汤　112
诜诜圆　84
神捷解肌汤　20
神明膏　119
神圣休粮药　97
神授丹　76
神术散　20
神仙赤圆　61
神仙换骨丹　44
神仙活络丹　10
神仙菟丝子圆　46
神仙团参阿胶散　75
神仙助阳丹　43
神应汤　74
渗湿汤　16
升朝散　36
生附散　35
生肌真珠散　119
生姜开胃圆　32
生气养胃圆　40
生熟饮子　21
生犀人参散　93
胜金膏　120
胜金散　116，124
圣救散　108
圣授夺命丹　105
失笑散　115
施疟丹　22
十华圆　3
十精丹　50
十四友圆　48

十味剉散　7
十味丁香煮散　36
十味四斤圆　6
十五味大建中汤　48
石膏圆　4
石斛圆　52
石家丁香开胃圆　25
石家普救散　22
石家天麻防风圆　87
石家紫菀汤　66
石龙芮圆　55
实脾圆　30
实气散　34
世宝圆　90
黍粘子散　96
双仙散　73
双芝圆　56
水仙丹　53
水煮木香圆　78
思食大人参圆　24
思食圆　33
四君子圆　31
四神散　73
四圣散　85
四时加减续命汤　8
四顺生姜汤　125
四托散　124
孙巡检治渴方　104

T

太上白丹　62

太上无比灵应神异膏　118

太阳丹　8

天麻酒浸药　18

天麻圆　11

天王补心圆　55

天香散　11

天真圆　4

调中散　87

铁刷疮药　109

通顶散　6

通关吹鼻散　111

通神散　103

透骨丹　2

酴醾汤　127

五灵脂丹　92

五神散　96

五通散　65

五香枣　37

X

犀角防风饮　65

锡蔺脂圆　16

洗风散　100

洗脚气方　10

洗眼千金散　111

洗眼珊瑚散　109

香橘圆　92

香连散　119

香连圆　74

香岩老痔方　102

香芎饼子　7

香芎散　12

香芎汤　126

消痔圆　88

消气汤　34

消饮倍术圆　67

消饮圆　66

小半夏汤　68

小补心丹　55

小儿当归圆　91

小儿肥白丸　88

小儿牛黄圆　93

小儿清肺汤　93

小儿人参白术圆　88

小儿温惊辰砂膏　86

W

万安圆　29

万金丹　1

万金散　2

万金圆　98

万灵丹　3

王不留行汤　100

煨姜圆　33

乌鸡煎　28

乌荆散　13

乌头煎圆　62

乌髭牢齿药方　115

无忘在陈丹　97

五痹汤　70

五痔圆　90

五将圆　5

小儿消食圆方　91
小防风汤　15
小黄耆圆　72
蝎附散　7
蝎附圆　9，14
獬豸汤　126
心肾圆　51
脐骧圆　93
兴脾汤　38
星附汤　15
行气木香散　5
醒风汤　5，11
醒脾散　86
杏黄圆　124
芎羌汤　14
雄朱圆　53
旋覆花圆　71
血余散　106

Y

延年夺命汤　19
羊肉圆　44
阳起石圆　80
养气圆　35
养荣汤　83
养心丹　50
养脏汤　73
养正丹　62
养正金丹　62
夜光育神圆　110
一井金圆　43

一捻如神散　115
一捻散　97
一漱散　117
异香汤　127
益阴丹　81
益智散　39
银白散　87
应效远志圆　51
余甘汤　127
玉铬丹　42
玉真圆　68
育肠圆　61
育神散　49
御爱汤　127
御前断下圆　61
远志平肝圆　54

Z

枣汤　127
皂角煎圆　69
增明圆　110
增损建中汤　57
增损磨气汤　125
增添四斤圆　59
针头圆　79
真人去尸延年不老丹　47
真武汤　21
镇心爽神汤　60
枳壳煎　102
至圣保命丹　89
治风青圆　9

治风痫方　7	朱砂圆　94
治痢调中散　72	茱苓圆　71
治疟疾生刬散　30	茱萸圆　67
治气沉香饮子　23	诸风预备续命汤　10
治水气神妙圆　32	猪骨煎　74
治噎紫桂圆　27	助阳丹　63
中和汤　67	赚气圆　95
钟乳豆蔻圆　73	紫微圆　49
钟乳散　71	走马寸金圆　60